ぼくが一番電子カルテをうまく使えるんだ！
～開業医のための導入ノウハウ～

内藤孝司 著
柊みみはなのどクリニック

中外医学社

画像提供
『機動戦士ガンダム THE ORIGIN』安彦良和（角川書店刊）より
© YOSHIKAZU YASUHIKO 2003
© 創通・サンライズ

はじめに

　皆さん初めまして！「ぼくカル」の筆者，内藤孝司(コージ)と申します．このたびは数ある書籍の中からこの本を手に取っていただいてありがとうございます．

　今，この本を開いているのは学会会場でしょうか？それとも大学病院の書籍部でしょうか？　耳鼻咽喉科医師として私は地方会で2回発表した程度ですし，なんの研究実績もございません．かといってメディアに多数出演するようなカリスマ開業医でもございません．さらにさらに付け加えるならば，電子カルテの本なのに，パソコンに対して精通している訳でもございません（きっぱり！）．

　ああ，ここで本を閉じないでくださいっ！（講演会場に戻らないでくださいっ！）

　今回この書籍を書くきっかけとなったのは私自身が紙カルテから電子カルテに移行する際に，当時何のノウハウもマニュアルもなかったために大変な苦労を要したことです．そして現在も開業医が紙カルテから電子カルテへ移行するためのマニュアル的なものは全く存在していません（困ったものです）．

　そこで，日○メディカルやm○.comなどで紹介されたことなどない，どこにでもいる地方のフツーの開業医の私ですが，電子カルテは普及しつつあるにもかかわらず（とはいっても開業医全体ではまだ2割あるかどうかといった普及率だそうですが），なぜかいまだに誰も電子カルテの導入方法などについて詳しく書いてくれませんので，『誰も書いてくれないのならば，自分が世のため人のため医師のために書こうじゃないか！』と突如芽生えた無意味なヒューマニズムでいきり立ち，「恥をさらすのはやめて！2ちゃんねる医師サイトの餌食よ！」と女房をはじめ周囲が静止するのも振り切って，文章力がないのは重々承知のうえ，今後電子カルテの導入を考えている方，もしくは導入はしたけれど行き詰まりを感じている方々の少しでも手助けになればと（勝手に）思い，自分の経験をもとに筆をとりました．

なお，本書は紙カルテから電子カルテに切り替え，運用していくまでのプロセスに主題をおいてありのままに書いたものですので，電子カルテやそれに付随する電子機器の具体的な性能や取り扱いについて詳しく書いてはございません（あまり詳しく書くとただの取り扱い説明書になってしまいますしね）．読んでご興味をもった方は，それぞれのメーカーさんに直接お聞きになってください．

　本書を書いている間にも，各メーカーさんの電子カルテもどんどんバージョンアップし，性能が向上しております．次世代の新製品もどんどん出ていますので，皆さんが本書を手に取ったときにはすでにこの書で記載した電子カルテの性能や使用方法が激変している可能性もございます．

　ですから，「実際と違うぞ！」と読書後に筆者を責めるのはおやめくださいね（笑）．

　また，本書は私が今回導入した電子カルテとそれに連動するデジタルレントゲン，ファイリングシステム，予約システムをメインで，しかも実際の商品名で詳しく利便性を述べていますが，他社の製品にもより優れた機器も存在すると思います（なかには最近になって『ああ，しまった！もっと早くこの商品を知っていれば』と後悔した機器もいくつかありました．．．．数が多すぎて筆者が把握できていなかっただけです）．

　よって本書に出てくる電子カルテおよびその他の製品の購入を勧める書ではございません．忌憚なく執筆するため，各社から一切のリベートはいただいておりません（きっぱり！）．

　また，本書にはいろいろな電子カルテのメリット・デメリットを忌憚なく書いてありますが，あくまで筆者と筆者の友人・知人ユーザーの主観によるものなので，その電子カルテをすでに使用している人によっては「そんなことないぞ！」と思われることもあるかと思います．しかし，悪意はございません．厳しい反論もご容赦ください（笑）．

　それでは医師向けのマニュアル本としてははなはだ拙い文章で，恥ずかしい限りではありますが，最後までお読みいただけると嬉しく思います．

目　次

PROLOGUE
プロローグ
　1．まずはクリニックの概要から……………………………… 1
　2．電子カルテの限界は「1日100人まで」は大ウソ！………… 4
　3．電子カルテでもシェーマはフツーに描ける！……………… 6
　4．パソコンに精通していなくても電子カルテは運用できる …… 7
　5．代診のドクターでも工夫次第で電子カルテは簡単に扱える …… 8

CHANGE
第1章　なぜ私は電子カルテに変えたのか
　1．新規開業なのにいきなり医院が水没した…………………… 11
　2．カルテの出し入れで従業員の残業代が高騰して大変だ！ …… 14
　3．紙カルテの保存場所がもうない！…………………………… 20
　4．紙カルテに追いかけられて従業員も疲労の限界！………… 22
　5．ついに電子カルテの導入を決意！…………………………… 24

TRY AND RESULT
第2章　電子カルテ導入の様々な試行錯誤と成果
　1．さあ，電子カルテを導入するぞ！（プロジェクト開始）…… 30
　2．まずはデジタルレントゲンにしてみよう！………………… 32
　3．しばらくは従来のレセコンとの併用がオススメ …………… 38
　4．総額1,000万円以上を投入したのに大失敗か……………… 43
　5．従業員崩壊………………………………………………………… 51
　6．電子カルテ克服は紙カルテの応用にあった!!……………… 60
　7．電子カルテを導入したら平均点数が下がってしまった！ …… 65
　8．ついに電子カルテ克服！　そして…………………………… 71

9. 電子カルテ恩寵の彼方に―電子カルテ導入1年半後― ……… 85

POINT
第3章　電子カルテの選定時のポイント
　　　1. 値段やメーカーで決めずに自分の診療スタイルにあった
　　　　 機種を選ぼう！ ……………………………………………… 87
　　　2. サポートは超重要！ ………………………………………… 94
　　　3. 従業員にも簡単に扱えるように ……………………………… 98
　　　4. たとえ1人になっても使えるものを… …………………… 102

MEDICAL TREATMENT-STYLE
第4章　電子カルテ，紙カルテのそれぞれの長所を採用した
　　　　　診療スタイルについて
　　　1. すべてを電子カルテに頼らず，紙も使おう！
　　　　 （ハイブリッド方式導入のお勧め） ……………………… 105
　　　2. クリアファイルはとっても役立つ ………………………… 112
　　　3. 処置や薬の内容は入力ではなく直接書いてしまおう！ …… 117
　　　4. 大人数をこなすにはシュライバー（書記）は絶対に必要 ‥ 121
　　　5. 究極！　ダブルシュライバー……………………………… 124

COST-EFFECTIVENESS
第5章　電子カルテ投入時の費用の概算とその効果について
　　　1. 電子カルテ，画像ファイリング，デジタルレントゲンで
　　　　 合計… ……………………………………………………… 134
　　　2. 従業員の労働時間が格段に減った！ ……………………… 137
　　　3. レセプト作成のミスが減り，作成時間が飛躍的に短縮！ ‥ 140
　　　4. 新入社員でもすぐに戦力化が可能に！ …………………… 143

IMPRESSION

第6章　電子カルテ導入後3年を経過して感じること
1. 導入してヨカッター！　もっと早く導入していれば…… 148
2. 電子カルテ導入によるデメリットと注意点について …… 153
3. 今後の電子カルテへの要望 …………………………………… 170

REASON

第7章　代診医が当クリニックですぐに電子カルテを使える理由
1. 電子カルテなのに2診体制が始まってしまった………… 179
2. これまでの経験がメリットに．
   導入は簡単！　代診医の負担もなし！ ……………………… 181

EPIROGUE

エピローグ
電子カルテに限界はない！ ………………………………………… 189

あとがき …………………………………………………… 195

PROLOGUE

プロローグ

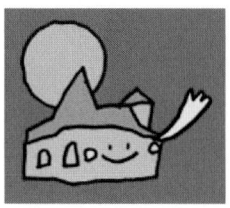

1. まずはクリニックの概要から

当医院は2011年で10月で開業12年となります．耳鼻咽喉科のみではなく歯科も併設（実妹が運営）しています（図1）．

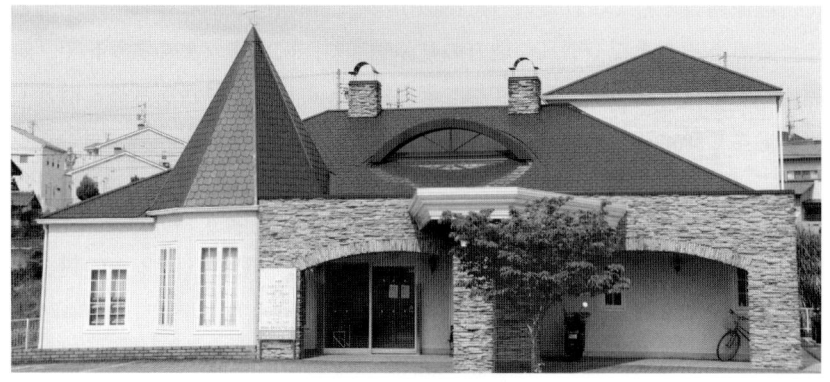

図1 当院の外観

通称「とんがり帽子」です（笑）．

開業場所は名古屋の少し南，大府市（人口約8万人）の中央，郊外型大規模ショッピングセンターのすぐそばです．

当医院の場所の難点としては，もとが田んぼのために周囲より土地が低く，豪雨のときに水に浸かりやすいこと．不幸なことに開業1年目で東海豪雨という大規模な水害にあってしまい，1.5m冠水し，開業当初でまだ2億円近くの借金があるのに，さらに5,000万円ほどの損害を出してしまいました．

被災直後は自殺も考えるほど，ホント悪夢のような悲惨な出だしでした

プロローグ

（これが後の電子カルテ導入決意のきっかけのひとつになる）．

　当地域は名古屋の誇るT自動車関連企業が多く，少し前までは「最強の名古屋」（もう，死語ですが）と言われ，万博が開催されていた時期は好景気で大変な採用難がありました…が，リーマンショック以降はいきなり真逆の不景気となり患者さんも相当影響を受けているようです（皆さん財布が固いです．笑）．

　患者数は年によって開きはありますが，およそ1日平均で180〜200人（耳鼻咽喉科のみ）です．
　入院を要するような手術は行わず，予防接種以外は自費診療も行わないので，診療内容としてこれといった特徴がなく，歯科併設がなければ，全国どこにでもあるごくごく平凡な地方の耳鼻咽喉科医院です（よくネットで「処置爺」と揶揄されるタイプですね．まだ爺さんと言うには若すぎると自分では思いますが…）．

　昨年までは私1人で診療を行っていましたが，患者さんの増加に伴い，現在は夏期を除くと，金曜・土曜・連休明けなどの繁忙日は2診体制としています（非常勤の医師は現在4人います）．
　開院当初は院内処方でした．また紙カルテとレセコンを使用していました．当時としては先進的で高額な電話予約システム（当時はまだネット予約は存在しない）を開院当初から思い切って導入し，活用していました．レントゲン撮影は現像機と現像液の必要なフイルム式のアナログレントゲンを使用していました．開院して4年後に薬剤師として当院に勤務していた父が狭心症の発作で倒れ，院内薬局は継続困難となったため院外処方となりました．
　電話予約システムの他にこれまた当時高価であった最小径鼻咽喉電子内視鏡や超音波診断装置を導入したり，院内に広いキッズルームを設置し，貧弱な自家製ではありますがホームページがあるなど，自分で言うのもなんですが，当時としては，周囲の開業医のなかで設備などハード面だけは進んでいたほうの耳鼻咽喉科医院だったと思います（現在ではそのハード面すら一般

的な耳鼻咽喉科開業医のなかでは当たり前になってしまい，もうなんら目新しいところはありません）．

　来院される患者さんは，駅やバス停が近くにないため，自動車で来院される方が圧倒的に多く，自転車・バイクでの来院すらごく少数です．
　今でこそ医院周囲に住宅地が増えてきましたが，開院当初の周囲は田畑，牛舎ばかりで裏は山でした（夏は虫が大変多く，ずいぶん悩まされました．今も，まだ少なくはないですね…）．
　このように駅前でも，また住宅地や商店街のなかにある医院でもないため，高齢者の方の来院は大変少なく，ほとんどの患者さんが車で来院が可能な，若い世代のニューファミリーが多く，そのうち小児が大きな割合を占めています．
　まあ，当医院は住宅地や商店街にある地域密着型の「町の小さなクリニック」というよりは，いわばファミリーレストランのような郊外型店舗といった様相です．

　従業員は若年者の20〜30歳前半，主にマスコミ・マーケティング関連の業界用語で言うところのF1世代の独身者が多く（「うらやましい…」と言われる方もいらっしゃるかもしれませんが，逆にマネジメントは相当大変ですね．泣），休憩時間は「キャア，キャア♡」と華やかな雰囲気です．
　そして従業員が若いため，電子カルテへの転換はそれほど大変ではないだろうと電子カルテ導入前に高をくくっていたのですが…．

　——映画のワンシーンのように遠くを見つめる．

　そしてやっと本題へ．

プロローグ

2. 電子カルテの限界は「1日100人まで」は大ウソ！

「電子カルテですかあ？　先生ありゃー，患者が少ないところが入れるもんですよ」

　電子カルテを導入する前，懇意にしている医療機器メーカーY社長は『今度電子カルテに変えようと思うんだけど，どうかなあ』との私の相談に対して，あっさりそう言った．

　（うーん，やはりダメか）

追い討ちをかけるように，
「やはりどう考えても先生のところではやめたほうが良い．まれに入れる耳鼻科の先生もいるけど，新規開業ですよ．紙から変えたところも1件あったけど1日100人きてないところで，しかも"変えるんじゃなかった！"って今は後悔されていますよ．ゆっくり診療される内科の先生は良いと思いますよ．でも，耳鼻科であんなもの入れたら，診察止まっちゃいますよ．値段も高いし，入れたって（電子カルテ）メーカーが喜ぶだけで先生方はしんどいですし，メリットなんかないですよ．やめたほうが良い」

　（うーん，全否定ですか，わかってはいましたが…）

　実際，当時（5，6年ぐらい前）の周りの開業医（主にマイナー）は紙カルテから電子カルテへの変更はだーれも実行していないし，実行しようともしていませんでした．それどころか電子カルテは開業医仲間の集まりのなかで，話題にすらなりませんでした．少なくとも私の周囲では耳鼻咽喉科をはじめとしたマイナー科の既存開業医は誰も興味すらもっていなかった．
　…そんな時代でした．
　そして耳鼻咽喉科医会で開業医向けの電子カルテの講演で発表された先生方は皆さんそろって患者数が多い場合は不向きと述べられていました．

さらにインターネットの医師向けのサイトで，今も昔も電子カルテに対して否定的な書き込み多数….
　きわめつけは，当時使用していたレセコンメーカーの営業マンですらも，自社の電子カルテは内科・整形外科には良いが，シェーマが多く，患者数が多い耳鼻咽喉科には向いていないと販売をやや尻込みされておりました．

（うーむ，悲惨な状況です）

　厚労省が医療のIT化を叫び，実際に大手の病院は次々に勤務医たちの反対を押し切って電子カルテ化を進めるのに，開業医の世界では紙カルテから電子カルテへの変更は，とくに耳鼻咽喉科などマイナーの場合，パソコンに精通した方以外は，医者も業者もだーれも支持しない．ほとんど実行しない．導入したくともマニュアルもノウハウも全くない….

　そんなノウハウが全くない状況のなかで4年前，私は紙カルテからの電子カルテ化を実行してしまい，導入当初はひどいめに遭いました．
　（私はあまり深く考えずに実行してしまう性格なので．笑）

　ただし，電子カルテ導入後4年経過した現在，1日平均来院患者数180〜200人，ピーク時は300人を超えていますが，紙カルテのときと診察スピードはほとんど変わっていません．
　もちろん基本的な診療スタイルも以前のままで，よくある「電子カルテに支配された」的な状況でもございません（逆に力づくで電子カルテを押さえ込んだ？　ともいえます）．
　私の電子カルテへの記載方式はタイピングをほとんど必要としないので，患者さんにかける時間を短縮させるための高速タイピングの練習をやった訳でもございません．
　また，紙カルテと同様にシェーマも患者さん1人1人ほぼ全員描いています．
　巷では，1日の来院患者数が100人以上は電子カルテには不向きで，お

まけにパソコンに詳しくなければ導入してはならないとか，多くの患者数をこなすにはタイピングを死ぬほど練習して高速化を図らなければならない！（ひえー）とかいわれているようですが，私の場合，それは都市伝説では？と感じています．

　もちろん電子カルテの導入・運用にはいろいろと工夫が必要です．導入してもいきなりサクサク，ストレスなく使える訳ではございません．

　（具体的な導入・運用方法はあとで述べますね）

3. 電子カルテでもシェーマはフツーに描ける！

　耳鼻科医が電子カルテにしないのはシェーマが描けないからだ！　という話をよく聞きます．また，シェーマが描けないためにキーボードで所見をわざわざ文字で入力するのは大変だ！　との意見もよく耳にします．

　ですが，実際にはマウスや専用ペンでシェーマを簡単に描くことができる電子カルテがたくさん存在します．そして私は当時自分に相性が良いと思ったシェーマが描ける BML の電子カルテを採用しました．

　この機種の優れた点はペンタブレットでシェーマが描けることです．

　白いカルテ用紙に文字を書くように，専用ペンでシェーマのみならず，文字も同様にタブレット PC の画面に書き込めます．

　以前紙カルテ時代に鼓膜や鼻腔・口腔などのシェーマを書いていましたが，そのスタイルを変えずに，電子カルテになっても同様に描いています．そうです，電子カルテでもシェーマは短時間でサクサク描けるんです！

　また，S・O・A・Pもタイピングではなくシェーマと一緒に専用ペンで文章を書き込んで入力しています．

　これなら紙カルテ時代とスタイルが変わらず，ストレスがありません．

　紙カルテ時代は黒ボールペンで書いたあと，たとえば鼓膜の滲出液や発赤の所見を赤青の2色鉛筆でわかりやすいように色づけをしていましたが，電子カルテでも同様に色づけをしています．

私はやっぱり絵じゃないとしっくりきません．たとえば急性中耳炎が滲出性中耳炎へ移行して，鼓室内の粘液量が減っていくのを時系列で表したり，声帯ポリープの位置や数，色調を具体的に表したりするのはやはりシェーマに限ります．とくに短時間でパッとカルテを見て正確に把握するためには，タイピングされた文章を見るよりこのほうが私は良いと思います．

　シェーマが描けない電子カルテもありますが，現在 BML 以外にメディコム，ラボテック，ユヤマなどペンで書くことのできる電子カルテがたくさん存在しています．値段は別として，まずはご自分の診療スタイルに合ったものを選んだほうが良いですね．

　なお，経験上申し上げると，もともとシェーマを描かない方はタイピングのみでも良いですが，従来シェーマを描いていた方がシェーマ記入をあきらめて所見をすべてタイピングで文章化したりして，いままでの診療スタイルを急に変えて電子カルテに支配されるのは，医療そのものにしわ寄せがくるので，私はあまり賛成できません．

4. パソコンに精通していなくても電子カルテは運用できる

　私は電子カルテというか，Windows PC はすごく苦手です．自分が使用する Windows PC はなぜか年月が経つほどに動作が重くなっていきます．原因もわからず放置プレイで結局そのまま壊れていきます…．

　電子カルテを導入された先生方の多くは比較的パソコン通でご自分でいろいろと工夫されシステムを構築されている場合も多いですね．

　でもこんなことは私には無理です…．悲しいかな，電子カルテの OS はほとんど全て私の苦手の Windows です．残りは Linux です（これは輪をかけてわかりません）．

　でもそんな Windows がダメダメな私でも電子カルテは運用できます（ある程度の Windows PC の知識が要求されるダイナミクスのような機種は無理ですが）．

プロローグ

　私のシステムは業者にお任せで構築してもらいました．トラブル時にそれぞれのパソコンの電源をシャットダウンし，再起動すればほぼ問題なしです．また，電子カルテはほぼどのメーカーもサポートシステムがありますので，私は何もしなくても，遠隔操作でメンテナンスしてもらえます．さすがにこれならWindows PCがダメダメな私でもOKです．
　また，電子カルテを中心にいろいろなシステムを構築した際，大事なのはそれぞれのシステムの連動性が良いことです．
　連動性が悪ければトラブルは必至で，運用がうまくいきません．
　最近の電子カルテや周辺機器は進化していて以前よりはずいぶん相性が良くなりました．しかしながら，今でもそれぞれのシステムには相性があります．
　A社のほうが少し安いから…とケチって相性が悪いシステムを入れると結局，後にその何十倍ものお金が吹っ飛ぶ可能性が大です．
　よって電子カルテの機種を決めた場合は，その電子カルテに合ったデジタルレントゲンやファイリングシステム，予約システムを選ぶ必要があります．

　以上の点をふまえれば，私のようにPCがいまひとつ苦手な方でも大丈夫だと思います．

5．代診のドクターでも工夫次第で電子カルテは簡単に扱える

　もし将来自分が急にビョーキになり，診療ができなくなったとき，どーしよう…という不安感が開業医には常についてまわると思います．
　誰か他の医師に応援を頼んで，とりあえず外来を維持する．紙カルテであれば比較的簡単なこの作業が（実際は引き継ぎなしでは大変ですが，ここではそれはないこととします），電子カルテを導入してしまうと，その操作性の複雑さから，もう自分以外は誰もこのカルテを使えない，代務医をよぶのはもう不可能…と考えてしまうと思います．

実際，私も電子カルテ導入当初はそう思っていました．電子カルテの場合，同じ電子カルテを代務の先生が普段使用していないと代務診療はきわめて厳しいと考えるのは当然だと思います．

とくに耳鼻咽喉科，眼科，皮膚科などのマイナーは，患者数が多く，ある程度のスピード診療を要求されるケースが多いので，電子カルテの操作法が複雑ですと，代務の先生がきたときに外来はストップし，代務の先生も従業員も疲弊するうえ，患者さんからは「いつもより全然診療が進まないじゃないか！」と怒声を浴びせられる可能性があります．

代務の先生も初日で「**このくさった電子カルテを今後も使用しなければならないなら，今日1日限りで代務は辞めます！**」と最悪のパターンも考えられます．

ああ，恐るべし電子カルテ…まあ，実際にはこんなことにならないでしょうが，電子カルテに不慣れな代務医師の診療が始まると，医師だけでなく，スタッフや患者さんも大きなストレスに苛まれる可能性があります．

電子カルテ運用開始からから3年半後，当医院は電子カルテ導入時に全く想定してなかった2診体制となり，いきなり電子カルテを代務の先生に運用していただく事態となりました．

もちろん代務の先生方は当医院と同じタイプの電子カルテを操作した経験は全くありません！　それどころか，電子カルテ自体もほとんど操作したことがない状態だったのです…．

しかし，代務診療開始前に電子カルテの操作方法のガイダンスを行ったのですが，いきなりサクサク操作していただけました．

その秘密は紙カルテに限りなく近づけた，当医院独自の**ハイブリッド方式の運用法**（全てを電子化させず，紙カルテの良い点を残した方式．後に詳しく述べます）にありました．私がPCに精通していないために素人目線で作り上げた運用法がかえって，電子カルテ初心者でも難なく快適に使えることになったのです．

このようにたとえ電子カルテを導入しても，運用法さえ工夫すれば，電子

プロローグ

カルテに不慣れな代務の先生でも簡単に使用することは可能なのです．
　さあ，皆さん電子カルテに対する疑問や不安はこれで大体解消されましたでしょうか？
　フツーの開業医があまり深く考えずに突如電子カルテにするとどうなるのか？
　次ページから，私の悲喜こもごもの体験記（全て実話）のスタートです！

　——2000 年 9 月 11 日，コージはつぶやいた．
『この世に神はいないのか…』

第1章
なぜ私は電子カルテに変えたのか

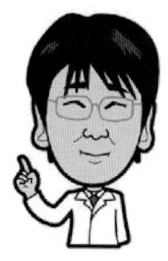

1. 新規開業なのにいきなり医院が水没した…

　2000年9月中旬――
（ああ，熱い…．そして…臭い…．なぜこんなことになったのだ？ありえない…これは本当に現実なのか？？）

　クリニック前の駐車場で汚水にまみれ，強烈な臭いを発する紙カルテの山を手に取り，コージは思った．
　まだまだ，この臭く，ほぼゴミと化したカルテは山のようにある．それらをすべて乾かし，滅菌し，臭いを取らなければならない…．紙カルテは全部で1万冊近くあるのだ．
　思わず天を仰ぐ．9月に入ってもまだまだ強い日差しがコージのおでこと鼻をじりじりと焼く．
　際限のない，これからの作業を思ってコージは途方に暮れ，首をがっくりと落とし，うなだれた．
　そして強い日差しは容赦なく，今度はコージのうなじをじりじりと焼いた．

　2000年9月11～12日，本州に停滞していた秋雨前線に台風14号が影響して，1時間あたり100mmを超えるような猛烈なゲリラ豪雨が出現，東海地方に大きな被害をもたらしました．悲しいことに真新しい当医院も近くの河川の氾濫にて水没です．あと1カ月でやっと開業1周年だったのに…．
（一生懸命働いて，努力した挙げ句の結果がこれか…．この世に神はいない…）

第 1 章　なぜ私は電子カルテに変えたのか

　——コージは心の中で呻いた．

　カルテは水害で一部は流出するも大半は院内に留まっていました．ですが，逆にこれが大変でした！汚水にまみれた汚いカルテでも 5 年間は保存が必要なんです…．当時は近所に酪農家が多数あり，そこの糞尿にまみれた汚水も当院に押し寄せ，悲しいかな臭ーい紙カルテがたくさんできあがりました．
　医院近くの河川から氾濫した水はあっという間に当院に押し寄せたので，紙カルテを持ち出す暇などとてもありません．ほんの一部の医療機器を持ち出すのがやっとでした…．
　人間の力は自然災害の前では無力です．つくづく思い知らされました．
　乾かしている紙カルテのキョーレツな臭いにおびき寄せられ，ハエが無数にたかってくる．そこで従業員と一緒にハエに向かいシューシューと殺虫剤を噴射する．

　（ああ，キリがない…．僕はこんなことをするために開業したんじゃないぞ…．やっぱり開業しなければよかったんだ．開業前に戻りたい…．ああ，ララァ，刻(とき)が見える…）

　——殺虫剤を手に持ったまま，コージはついつい異次元へトリップする．
（BGM は井上大輔が唄う「ビギニング」♪〜）

　そこへ従業員の殺虫剤が降りかかる．
　『ふ，噴いたね！オヤジにも噴かれたことないのにー!!』
　「あ？すいませーん．院長の体に向かって，ハエが飛んだからついつい…．でも，ぼやっとしてないで早くカルテを乾かしてください！　医院再開が遅れますよっ!!!」
　当時在籍していた気の強いナースの S が言い放ちました．
　（くそっ，いっそのこと火災で燃えてくれたほうがどれだけ良かったか…）

不謹慎だとは思いますが，そう思いました．
　当時からレセコンは使用していたのですが，こちらは水没してもハードディスクに保存されていた情報はなんと奇跡的に取り出すことができました．不幸中の幸いです．

　（当院の場所は低いので，またゲリラ豪雨が降れば再び水没する可能性がある…．そのとき，紙カルテもレセコンと同じようにすぐ持ち出せるなら，もうこんなめに遭わなくてすむかなあ）

　――コージはう○こ色に染まった紙カルテを手に取りそう思った．

　　日差しは佇むコージと濡れた紙カルテをいつまでもじりじりと焼いていた――

　この一件が電子カルテを後に意識するきっかけだったと思います．
　当時はまだ開業医向けの電子カルテは産声を上げたばかり（BMLはこの年に初代の電子カルテを発売した）で，販売されていたものは費用的にも操作性もまだまだですし，他に一部のPCに詳しいドクターが自らでシステムを組んでいたぐらいでした．
　もちろんフツーの開業医は電子カルテの存在はほとんど気づいておらず（ひょっとして当時知らなかったのは私と周囲だけかもしれませんが…），紙カルテで開業することが一般的な時代でした．
　ただレセコンの導入はさすがに新規開業医にとっては一般的になっていましたので，そちらの性能や価格は常に意識しておりました．
　発売されたばかりで，まだずいぶん値段は高かったのですが，予約システムはすでにありました（電話予約のみ．ネット予約はできない）．当院では思い切って開業時から導入しましたが，これは大正解でした（使用して1年経たずして水没してパーですが…．ああ，250万円が！）．
　予約システムは，後の電子カルテを導入する際にも改良版を組み込んで現在でも大活躍です！

ちなみに当医院の水害による被害状況は被害額としては愛知県で2番目にひどく，耳鼻咽喉科開業医院のなかではダントツの一番でした（保険医協会調べ）．

（がーん）

2. カルテの出し入れで従業員の残業代が高騰して大変だ！

2005年頃（超好景気のうえ，万博開催と中部国際空港開港などで当地が一番華やかだった時代）――

大手の病院では電子カルテの普及が進み，開業医でも内科系を中心に，どこどこの医院が電子カルテを導入したとの話を，ぽつぽつと聞き始めました．

日医もレセコンに力を入れ始めた頃でして，オルカシステム（ORCA: Online Receipt Computer Advantage）なる日医標準レセプトコンピュータソフトが比較的安価で提供が開始され，東京の開業医を中心に普及し始めました．また，オルカと連動する電子カルテシステム（いわゆるセパレートタイプとよばれるもの．電子カルテとレセコンが分離したタイプ．いままで使っていたのと同じタイプのレセコンに，連動可能な電子カルテをつなげば，レセプト機能はいままでのレセコンと同じように，違和感なく使える．そのため医療事務員にとって操作が非常に楽）の情報も聞こえ始めました．

またメディコムなど大手レセコンのメーカーさんも電子カルテの普及とそれに伴うフィードバックで性能に自信が出てきたのか，リースの終了に伴うレセコン買い替えの際に一緒に電子カルテもそろそろどーですか？　的なことを営業トークに入れてきます．でも当時はまだまだ私自身は電子カルテに対して懐疑的でした．

『学会会場で見たけど，なんか動きが重いし，すごく使いにくいよ．どうみても患者さん1人に10分以上かかるじゃんか．こんなんで本当に診療できるの？』

「でも内科では導入する先生が少しずつ出てきましたよ」
『ふーん』
「…まあ、耳鼻科や眼科さんのような患者さんが多い診療科は確かに現状では難しいですね…」

（ほーら，やっぱりダメじゃん）

『耳鼻科は電子カルテはダメだよ．耳鼻科はシェーマを描くからねえ．シェーマが描けてさらにスピード診療に対応できるようなシステムになったら考えるよ．たとえば頭でビビッと考えたら，タイピングせずに一瞬で電子カルテに自動記載されるよーな…．そう，たとえるなら，ララァ（機動戦士ガンダムに出てくるニュータイプ．シャアを守ろうとして，搭乗していたモビルアーマーごとガンダムに倒され戦死してしまう悲しきヒロイン）がエルメスに搭乗して，サイコミュシステムでビットを動かし，ソロモンを占拠した連邦軍のサラミス艦やジムを破壊したよーな…』
「（ややあきれた表情で）…得意のガンダムネタですか．無茶を言わないでください．わかりました．じゃあ，また耳鼻科の先生でも無理なく使えるような電子カルテができたらご案内させていただきます」
　こう言って某社電子カルテの営業マンは立ち去りました．

（ふっふっふっ，電子カルテのダメダメなところを突いてやったぞ．これでとーぶん購入を迫りはしまい．勝った！）

　——コージは思わずほくそ笑んだ．

　全くもって何の意味もない勝利気分に浸る当時でした．ただ当時はまだ電子カルテを全否定してはいましたが，本当は日に日に強く意識していったのでした．

（子供の頃，実はあの子のことが好きなのについついなぜか意地悪してし

第1章　なぜ私は電子カルテに変えたのか

まう——これと一緒かな．いや，ちょっと違うか）

　電子カルテをつい意識してしまうのは，紙カルテが増えるに従い様々な弊害が出てきていたからでした．
　その弊害とは…

1. 紙カルテが増えることによってカルテの出し入れに時間がかかること
　自動予約システムでその日の午前と午後に何人患者さんが来院するのか，おおよその人数があらかじめわかるので，まじめな医療事務員は朝早くからきて，紙カルテを探してはカルテ棚から1つ1つ引き出していました．
　繁忙期には1時間以上早く医院にきて，その作業をやっています．
　皆さんご想像の通り，医療事務全員でその作業を行う訳ではなく，まじめな子は早くからきて紙カルテを出すのですが，いつも時間ギリギリ出勤の子はほとんどその作業に関わりません．かなりの不公平感が出てしまいます．
　また，診療終了後もそうです．紙カルテからレセコンへの入力が終わっても，再び紙カルテをカルテ棚に戻して帰るので，患者さんが多かったときはその作業だけでやはり30分以上かかります（医療事務員大勢で行う分，戻すほうが短時間で済む）．
　これは本当に無駄な時間だと思っていました．

2. 紙カルテがどこに行ったのかわからず，患者さんをお待たせしてしまうことがある
　新人が入ると国保のカルテ棚に社保を入れたり，「あいうえお順」に入れるはずなのに間違えて，全然別の棚に入れてしまうことがあります（しかしなぜそんな単純なミスを犯すのか…）．
　そうなるともうお手上げで，どこに紙カルテがいったのかわからず迷子状態です．どうしてもみつからない場合は仕方なく，初診と同じようにもう一度問診票を患者さんに書いてもらい，とりあえず新しい紙カルテに記載して，あとでなんとかみつかったもとの紙カルテに所見を写しなおす…というこれまたずいぶん無駄な時間が発生していました．

前回の聴力検査の結果などが今回の診察時に必要なときは最悪です．
『えー，すいません．前回のカルテが今は手元にないために前の検査結果がわからず，比較できないので，治ったのかそれとも悪化したのかわかりません．あのー，申し上げにくいのですが，前の検査結果って覚えていますか？』なんて患者さんに聞こうものなら，ドひんしゅくです…（実は時々そーいうひんしゅくを買っていた．笑）．

3．紙カルテがだんだん分厚くなる…

頻回に来院する患者さんのカルテは所見の記入や処置欄がどんどん増えるために，ページ数が増えて，だんだん分厚くなっていきます（図2）．また紙カルテに聴力検査，血液検査などレントゲン以外の検査結果も全てのり付

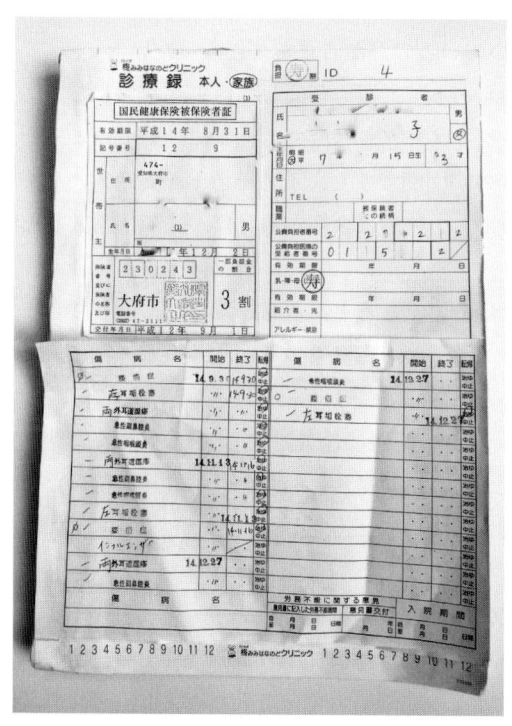

図2　当院が以前使用していた紙カルテ
時が経つにつれ，だんだん分厚く，汚ならしくなる….

第1章　なぜ私は電子カルテに変えたのか

けしていましたので，分厚さに拍車がかかります．

そのために通院回数が多い患者さんの場合は，どのページに検査結果があるのか短時間で把握することが徐々に困難になってきていました．

また聴力検査などは改善していく過程を患者さんに時系列でお見せしたいのですが，いちいち紙カルテをめくってお見せしなければならないので，それぞれのデータを比較してお見せすることが難しかったのです．

PCやファイリングシステムに検査結果を飛ばすことが可能なオージオメーターを購入しておけばよかったのですが，開院時にはRAN（ケーブルや無線などを使って，同じ建物の中にあるコンピュータや通信機器，プリンタなどを接続し，データをやり取りするネットワークのこと）でつないでデータを飛ばすようなオージオメーターは当時はまだ存在していませんでしたし，さらに発売後も，

『せっかく動いているのだからまだまだもったいない』

と費用の問題もあって，買い替えしていませんでした．

──旧型オージオメーターは今でも元気に動いています．ただ，いちいちロール紙を買うのが面倒ですし，そろそろRANでファイリングシステムと連動させたいので，金銭的に余裕があれば，来年は購入したいと思っております──

また紙カルテは分厚くなると，なぜかだんだん反ってきます…．カルテの変形はさらなるスペースの占拠につながり，カルテ棚に入れることすら困難になってきていたのです．

紙カルテを1つ1つ綺麗に仕分けするプラスチック製のファイルもありますが，高いですし，ファイルにいちいち番号札を付けたりする作業も無駄だと判断して購入していませんでした．

4．検査結果をカルテに貼る時間が無駄

当院ではさきに述べたようにカルテに純音聴力検査，ティンパノグラム，血液検査などの種々の検査結果を全て紙カルテに直接のりで貼っていたのですが，これがまた受付事務員に多くの超過労働をさせる原因となっていました．

それにのり代も馬鹿になりません．検査会社から届いた検査結果を紙カルテに貼るスペースを探す——よく診察終了後に「これどこに貼ろう？　もう貼るところないよー♡」とキャアキャア言いながら診察終了後に長時間かけて貼る作業をしていました…（怒）．——のも，貼るためにわざわざ再び紙カルテを探して引き出し，貼ったあとに再びカルテ棚に戻すという作業時間もこれまた本当にばかばかしい無駄な時間です．

5．紙カルテからレセコンに入力するのに時間がかかる

　診察が終わると受付で紙カルテに記載してある薬や処置をレセコンに入力するのですが，「院長，これなんて書いてあるんですか？　読めません！」とよく紙カルテを持って受付から，医療事務員が診察室に戻ってくることがたびたびありました．

　私はかなり字が汚く，忙しいときは，書いた私でも判読できない字が紙カルテに躍っていました（笑）．

　また，レセコンに入力する作業が，タイピングが遅い事務員や新人だとさらに時間がかかります．

　診察をがんばってサクサク終わらせて，『ああ，今日はいつもよりずいぶん早く終わったなー．いつも待ち時間が長いと不満な患者さんたちもこれならOKのはずだ』と安心して何気に受付を見ると，

　　（あれれ？　確か1時間以上前にすでに診察が終わった患者さんがまだ会計待ちで院内にいるよ…なんでじゃああ！！！）

ということが頻繁にありました．実際に患者さんのアンケート調査でも診察が早く終わったのに，会計で1時間以上待たされた．とのクレームが多数…．これでは私がどんなにがんばって，早く診療を行っても無意味です．

　時間が経つと紙カルテが変色して汚らしいとか，紙カルテが多数詰め込まれた棚を掃除すると，変な虫がいっぱい出てくることがある…etc，細かい欠点はまだまだありますが，大きな理由は上記に述べた通りです．

　上記に述べた点で一番大きな紙カルテの問題点は，「**電子カルテに比べると紙カルテを使用することは圧倒的に無駄な事務作業の時間が多い**」という

ことです．

これは電子カルテを導入した今だからこそわかることです．

3. 紙カルテの保存場所がもうない！

ある日，医療事務員リーダーGからの相談があった．
「院長，お願いがあるのですが…」
すごーく言いにくそうに，粗相してしまった子犬のような顔で，
「あのう…言いにくいのですが，カルテ棚をまた購入して欲しいんです．そのう…またすぐに埋まってしまうと思いますので，1つじゃなくて2つ購入していただきたいのですが…」
『えー！　この間買ったばかりじゃないか．あれ1つ15万円するんだぞ．もうちょっと詰めて使えないのか？』
「あんまり詰めるとカルテの出し入れが大変ですし，カルテもだんだん厚くなってきてるので…」
『あー，じゃあしょうがない．スズ○ンに注文しといてくれ．この間購入したばかりだから，今度はもう少し安くしろって，ついでに言っておいてくれ』

　（うーん，しかしカルテ棚の値段もさることながら，カルテ棚を今度はどこに置けばいいんだ？？？
　これ以上受付スペースに置いたら，見た目も悪いし，歩きにくい．ちょっと離れた所に収納スペースは作ってあるけど，いちいちあそこまでカルテを取りに行ってまた収納するのは，どうみても時間や人手の無駄じゃないのか？）

開院当初から紙カルテやレントゲン写真を収納するスペースを比較的多く確保していたのですが，それでも足りなくなってきました．

とくに問題は紙カルテを直接入れるカルテ棚です．紙カルテが増えるたびに買い足していましたが，値段は高い！　スチール製で重い！　地震の際倒れそうで怖い！　…と利点はほぼゼロです．

当院は歯科もあるのでダブルでスペースが減っていきます….

（このままではクリニックの主なる場所は全てこの無機質で重いカルテ棚に占拠されちゃうよー！）

――歯科はちなみに現在でもその特殊性から完全なペーパーレスの電子カルテ化は，医科とは違い大変難しいです．よってカルテ棚は今でも当院に歯科用として，少数存在しています――

さらにカルテ棚が増えることで医療事務員のワーキングスペースも狭くなり，作業効率もぐっと落ちていきます．

また，レントゲン写真が多くなることも紙カルテと同じような弊害が出てきていました．

一，二度きただけで，その後はおそらくしばらくは…いや，なかにはもう二度と来院されないであろう患者さんの紙カルテやレントゲン写真の保存のために，非常に多くの空間が占領されていました．

結果，その空間はデッドスペースとなってしまい，有効活用ができないのは，本当に本当に無駄なことです．

当院でも開院当初に来院されて，診療が終了もしくは中断された患者さんたちはいろいろな理由があると思いますが，ほとんどの方が現在でも再来されません．

まあ，当たり前ですよね．もしいままで来院された患者さん全員が今でも頻繁に来院されているならば，1カ月のレセプト枚数が，3万枚以上となります（笑）．

4. 紙カルテに追いかけられて従業員も疲労の限界！

　またまたある日，その日の診察終了後──
「あのう…，院長お話があるのですが…」
　新人Ａが言いにくそうに，粗相してしまった子犬のような顔で相談してくる．

　（これは嫌な予感だ…ひょっとしていつものアレか？）

『（努めて平静に，サンダーバードの人形のような不自然な笑みを浮かべながら）うーん，何かな？』
「あのう…，実は…〇月限りで辞めたいのですが…」

　（ううう，そらきたああー！　やっぱりそーか．そーですかあ…．がっくし）．

　こーなるともう，どんなに思いとどまるように説得しても，もはや手遅れ．

　（一生懸命何人も面接し，時間とお金をかけてやっと採用したのに…
　ああ，神よ．なぜ私にいつも試練をお与えになるのですかー）

『（心の中で半泣きになりながら）ううーん…まだ入社して3カ月だし，もう少し，がんばってみたらどうかな？　たとえ辞めるにしてもこれから忙しくなる時期だし，あと3カ月でいいからいてくれないか？　頼むよ』
「（必至の説得にも全く態度を変えず毅然として）いつも遅くて，両親も彼も心配していますし，最近体調も悪くて頭痛とめまいと吐き気がします．それに派遣ではあるのですが，〇〇〇（最強の名古屋を代表する世界的企業）の関連会社の事務員に採用が決まりましたので…．新しい勤務先のほうが早く帰れますし，給料も良いですし…」

（ううう，すでに水面下で○○○系に決まっていたのか．くそう…，こんなことになるんだったら，面接のとき迷ったもう1人の子を採用しとけばよかった——
　あーん，あーんあ，やんなちゃった，あーんが，あんが，驚いたあ♪〜）

　——毎年のように繰り返される新入社員の辞職で，私の心の中に小学生の頃よく聞いた，牧伸二のウクレレ漫談が思い出され，響くのでした——

　紙カルテ時代は前述した通り，紙カルテのカルテ棚からの出し入れ，新規患者さんのために紙カルテを作成し，名前などを手書きで入力する，病名を書く，検査結果のカルテへののり付け，カルテが所見記入などで埋まれば新たにカルテを1枚貼る，紙カルテがなくなれば注文し（しかも意外と高い），届けば多くのスペースを割いて保管する．また紙カルテを見ながらのレセコンへの入力，レセプト作成のときにいちいちカルテを出してレセプトに間違いがないかチェックする…．紙カルテですと完全なアナログですので，ものすごい人手と時間を要します（なんか作業内容を書くのも大変だ）．
　繁忙期には医療事務員はこれらの仕事だけでへとへとです．
　なのに，保険医協会で習った『いつもニコニコ，さわやかで患者様を不快にさせない接遇』をやれと言っても，なかなかできることではありません．
　電子カルテが導入されることによってこれらの時間がほぼ消失するのに，紙カルテのままですと，年々カルテの増加に伴い，作業時間は増えるばかりで短縮されず，医療事務員の残業代は膨大となっていきます（しかも残業代の増加は医院の経営を悪化させます）．
　「サービス残業ならともかく，残業代をきちんと支払っているのなら医療事務員も所得が増えていーじゃん」という意見もありますが，午後8時や9時まで診療が延長したうえ，そこからさらに1時間以上も紙カルテのために頻繁に残業するのでは医療事務員たちがさすがにかわいそうです（でも雑談ばかりしていて，ただいるだけの事務員もかつていましたが…）．
　患者さんが多い時期は夜遅くまで勤務しているうえ，翌日も大量のカルテ出しでかなりの早出が必要となります．これでは体も心も疲弊してしまいま

す．

　こんな職場で長期間，誰が働きたいと思うでしょうか？

　その頃は医療事務員の離職率はホント高かったですねえ．
（労働時間の問題だけでなく，まあ，ぶっちゃけ私が若い女性の扱いが不得意だということもありますが…．でも，得意だったら医者なんかならずに，キレイな女性のヒモになって働かずに一生送っとるわい!!）←逆切れ

　紙カルテから電子カルテへの乗り換えを検討していた当時は，この地域は好景気で○○○系（リーマンショック前まではわが世の春だった大企業）の会社に多くの従業員が転職していきました．
　まあ，給料で比較されては全く歯が立たないのですが，当院の労働環境が悪かったことは否めません…．
　ゴメンよみんな．もっと早く電子カルテを導入していれば残業も少なかったね．懺悔します（アーメン）．
　でも電子カルテ導入で労働環境がたとえ対等になったとしても，当時の○○系（V字回復をめざすも，震災ショックで再び底に落とされた大企業）の会社には給料はとてもとてもかなわないから，離職を阻止するのは結局無理だったかなあ…（零細企業の悲哀ですなあ）．

5. ついに電子カルテの導入を決意！

　2006年，たまたまある学会会場で出展していたBMLの電子カルテに目が止まりました．営業マンが他のドクターにペンタブレットで書きながら説明している——

（ん？今の電子カルテはペンでシェーマが簡単に描けるのか？）

ついに電子カルテの導入を決意！

　私が当時それまで知っていた電子カルテは，シェーマが描けなかったり，シェーマ機能があったとしてもマウスで操作して，非常に使いづらい印象でした．

　しかもセパレートタイプ（電子カルテとレセコンが別々になったタイプ）で性能が悪く，動きも遅くて高価でした．

　営業マンや他の医師が，電子カルテ（ペンタブ）の画面に直接耳，鼻腔，口腔などのシェーマにペンで描き加えたり，色を塗っていたりしていて，それが私にはとっても新鮮に映りました．

　展示してあったBMLの電子カルテに興味をもった私は営業マンに声をかけて，操作させてもらう．

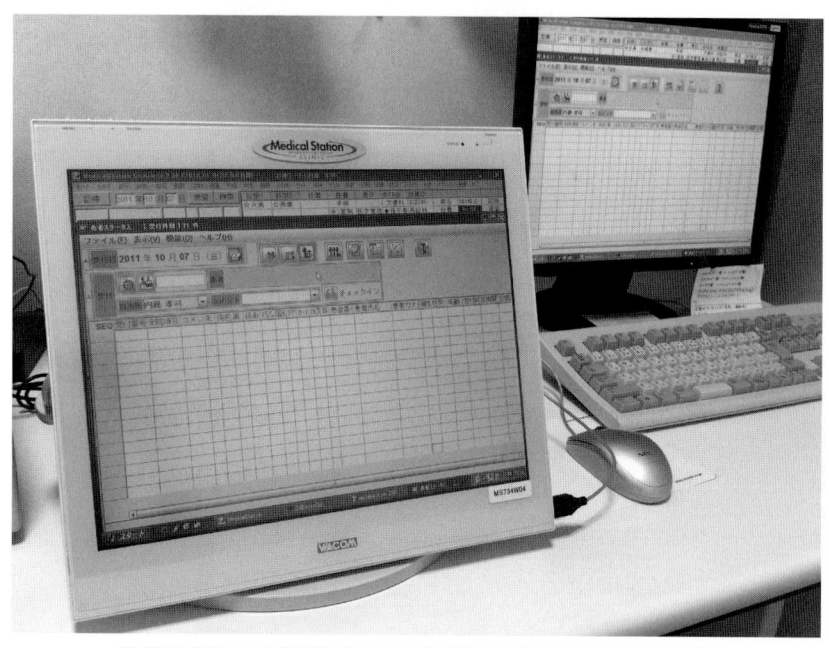

図3　学会会場で見たのと同じBML電子カルテシステム

第 1 章　なぜ私は電子カルテに変えたのか

（うぅむ，以前見た他のメーカーよりこれは自分にはしっくりくる！こんなものが発売されたのか…）

実はもっと前から発売されていたのですが，このとき初めて BML の電子カルテを知りました（図 3）．

――ここでビビっときました！！

（これならいけるかも！）

いままで問題となっていた紙カルテの運用を廃止し，『ついに電子カルテを導入することができるかもしれない！』と，はっと思ったため，その場で

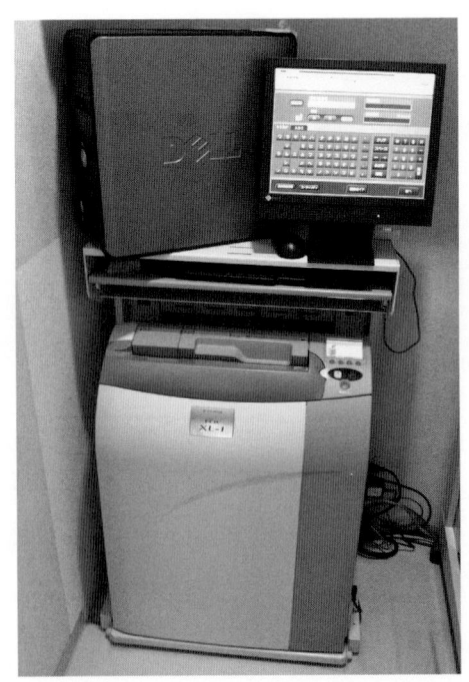

図 4　富士フイルムのデジタルレントゲンシステム

簡単に操作方法や性能などを聞き，パンフをもらいました．かなりテンションが上がっていたため，講演もろくに聴かず，急いで学会会場をあとにしました．

そのときにもし電子カルテを導入するならまずはデジタルレントゲンをさきに導入したほうが良いと思い，値段が高いためずっと迷っていたのですが，さきに導入した先輩の「富士のデジタルレントゲンは高いけどなかなかいいよ」というお勧めもあったので，思い切ってこの年（2006年）の夏に導入することを決めました（図4）．

従業員たちにもなるべく早く環境の変化に慣れてもらうため，ヒマな夏場にデジタルレントゲンをまず先行導入して，段階的に電子化を進めていくこととしました．ちなみに画像ファイリングシステム（3Z EZcap）は4年前から導入済みでした．

デジタルレントゲン導入のとき，当院には当時放射線技師の職員が在籍していましたので，フイルムレントゲンからデジタルレントゲンに移行して，いままでの撮影方法でPCの画面に出る画像に問題がないかどうかチェックしてもらいました．

当然問題は全くなく，逆に導入することで画像は比較にならぬほど綺麗になるわ，現像液・定着液の廃止でメンテナンスが全くなくなるわで，彼女はずいぶん喜んでいました．

当院が導入したフジフイルムのデジタルレントゲンは画像をフイルムでプリントしてもずいぶん綺麗なようで，近隣の歯科医の間でも症例検討会で当院のパノラマ写真を見せると「これだけ鮮明だとすごいなあ．この写真を撮った機械はどこのメーカー？　ちょっと教えて！」と聞かれるほど評判がいいそうです（歯科医の妹談）．

また，デジタル化によって線量を減らしても，画像は変わらず綺麗に写ることも判明しましたので，以前のアナログレントゲンのときより線量を1/2～1/3に減らして撮影することとしました．

これにより患者さんの被曝を減らすことができます．これは導入前には気づかなかった，デジタルレントゲンの大きなメリットでした．

第1章　なぜ私は電子カルテに変えたのか

　また同じ年の夏，耳鼻咽喉科医会のセミナーで電子カルテを導入した開業医の先生方の講演があるため，『これは是非聴かねばならぬ』と早速会場に足を運びました．
　講演された先生方の話では，私の導入候補の BML の電子カルテは残念ながら登場しなかったのですが，電子カルテは私の予想通り，診察時の電子カルテへの所見や処方の入力に時間がかかってしまうとのこと．
　またシェーマは描けないため，シェーマ記入はあきらめて，所見はタイピングに徹していること（シェーマを描く先生もお一人いたようですが，詳しくは覚えていません．シェーマ記入も時間がかかり大変といわれていたような気がします）．
　必要であれば画像ファイリングしているが，連動するものが限られていること．
　また医療事務員がなかなか慣れず，操作を頼むとかえって遅くなるため，処置や薬の入力は結局自分1人で行うこととなり，余計な時間がかかってしまう——との内容を述べられていました．
　ただ，1人当たりの診察に時間がかかるものの，診察のときに十分うまく運用できているようでしたので，電子カルテ導入が不向きといわれている耳鼻咽喉科がたとえ電子カルテを導入したとしても，診察に問題はないと自信がつきました．
　セミナーで講演していただいた先生方，ずいぶん参考になりました．本当にありがとうございます！

　——しかし…

　（やはり電子カルテは入力に時間がかかるのか…ここがうちの医院では最大のネックだなあ．さてどうするか…？
　でも，逆にいえば，この問題点を克服することさえできれば，電子カルテの導入は紙カルテによる種々の弊害をなくすことができて，当医院にとって大成功の劇的なイノベーション（改革）となるはずだ…．

ついに電子カルテの導入を決意！

患者数の多い耳鼻咽喉科では導入は困難といわれている常識を覆すことができるかもしれない…おもしろい，やってみようじゃないか！）

──コージは拳をぎゅっと握りしめた．

TRY AND RESULT

第2章
電子カルテ導入の
様々な試行錯誤と成果

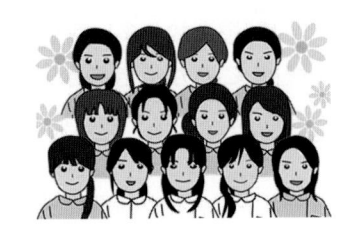

1．さあ，電子カルテを導入するぞ！（プロジェクト開始）

　　2006年秋，従業員を集めて…
『えー，今から大事な話があります．来年から当医院の運営が大幅に変わることとなります．それは…来年，紙カルテを廃止して電子カルテを導入します！』
　それを聞いた医療事務員たちの反応は…
　リーダーG「ええーっ，そんなの絶対無理ですぅ！」
　O「あのー，電子カルテって何ですかあ？」
　F「そんなの入れたら，私辞めます」←このあと本当に退職する
　M「ええっ！Fさんが辞めたら私も辞めますぅ…」←このあと本当に退職する
　H「……」（何か思い詰めている）←前の2人に続きつられて結局退職…

　（うーん，素晴らしい．さすが我が精鋭たちよ…．予想通りの反応だ．泣）

　当院の従業員に限らず，女性は新しい取り組みに常に否定的です（女性特有の本能らしいです）．
　まあ，彼女たちの性格はわかっていたのでこの反応はある程度，想定内でした．ただ，本当に辞めていってしまうのは想定外でした．最初はびっくりするけど，あとにすぐに慣れるだろうと当時は高をくくっていました．
　彼女たちが電子カルテなる得体の知れないものは，自分たちにはとても扱えないということと，医院のオペレーションが変わることに対して強い不安

感があることが判明しましたので，すでに導入したデジタルレントゲンのメリット（メンテナンスが不要となった事例など）をあげて『君たちにとって仕事が楽になるチャンスだよ』と説得していきました．

そして「電子カルテプロジェクト」を立ち上げ，ベテラン，中堅事務員を3名指名して，プロジェクトチームを立ち上げました

———が…

すぐに計画は頓挫し，当初予定していたプロジェクトチームは崩壊する———

電子カルテを導入すると，電子カルテ操作が不慣れなために，当初は患者さん1人当たりの診察時間がいままでより長くなることを見越して，実はこの年の夏からすでに診療時間も大きく変更していました．午前は30分，午後は1時間診療時間を長くしました．その代わり，午前診と午後診の間の休憩時間を3時間30分から大幅に短縮して1時間30分として，休憩時間を短縮した分，午前診療開始時間を30分遅くし，午後の診療も30分早く終了としました．

ただ，診療時間の変更は，電子カルテの導入だけが理由ではなく，いつも遅くまで診療していたので，従業員たちも早く帰宅できるようになり，離職者が減って，定着率がよくなることも期待していました．また，たとえ離職者が出ても，すぐに応募があるような環境に変わるかも…との期待もありました．内科などに比してずいぶん忙しいわりには，給与はあまり変わらないなどの点で耳鼻咽喉科医院は看護師さんには敬遠される傾向があります———残念ながら，このもくろみは外れて，現在でも看護師さんの応募は少ないです…．ただ，その他の職種の応募は増加しました．まあ，不景気ということもありますが———

他に私自身も今後は少し早く帰宅したいという考えもありました．私が不器用ということもありますが，紙カルテの病名・処置・検査もれのチェック，紹介状の作成，従業員の保険の加入手続き，新規リース物件に関する契約など種々の書類の仕事を終えて医院を出るのは，夏期以外はたいてい午後10

時過ぎでした．

　電子カルテ導入のみならず，診療時間の大胆な変更というこの劇的な変更で従業員の1，2人は辞めるかもしれないとある程度の覚悟はしていましたが，実際はその予想を大幅に上まわる大量退職者が出て，医院存亡の危機になるとはその頃は夢にも思いませんでした．
　医療事務員たちの間で嵐の前の雨雲のように，じわじわと不穏な動きが広がっていることなどまるで感知していなかった私は，自分が立てた医院の発展に大きく寄与するであろうこのプロジェクトに対し，1人希望に燃え，機種選定や価格交渉など次の準備に取りかかりました（BGMは中島みゆきの「地上の星」♪～）．

2．まずはデジタルレントゲンにしてみよう！

　電子カルテ導入1年前の夏，以前より導入を考えていたデジタルレントゲンを導入しました．選んだのは富士フイルムのデジタルレントゲンFCR XL-1です．歯科のパノラマが撮影できるようにしたことや歯科の診察時にフイルム写真が必要なため，フイルム用プリンター（およそ100万円！）も購入したので，総額で当時は500万円ぐらいしたと思います――ただ，当時はデジタルレントゲンの価格競争が今より激しくなかったので，ずいぶん高価ではありました．今はファイリングシステムも組み込まれたうえ，大幅に安くなっています――
　この機種を選んだ理由は，当院は歯科もあるためパノラマ撮影も必要となります．耳鼻咽喉科のレントゲンと歯科のパノラマ撮影（オルソパントモ）ができるのが，この機種だったからです．
　当時，同じような機種にコニカもありましたが，懇意にしていた医療機器メーカーさんから安く導入できたのが富士フイルムだったからで，とくに富士フイルムの機種が優れていたから…という理由ではありません．
　耳鼻咽喉科に特化したデジタルレントゲンを選択していれば，当時でも

100万円以上は安くなったとは思いますが，残念ながら歯科部門併設という特殊な当医院の都合のために，導入前の予想よりずいぶん高くなってしまいました．

最近耳鼻咽喉科や歯科で導入件数が多くなっているアールエフ社NAOMIもありましたが，当時は導入予定だったBMLの電子カルテとの連動がうまくいかないとの情報があったため，値段が安く魅力的ではありましたが断念いたしました——ただし，現在はBMLの電子カルテとの連動は可能です．しかし，画像ファイリングシステムが必要となります——

さてここで声を大きくしてお話ししたいのが，
「デジタルレントゲンだけは必ず入れよう！！」
——です．

たとえ電子カルテを入れなくても，デジタルレントゲンは是非入れてほしいと思います．メーカーは先生のニーズに合えばどこでも良いです（ただし，後に電子カルテを入れるのであれば，連動性に注意してください）．

デジタルレントゲンを導入することによって相当なメリットがあります．私も費用を考えて当初ためらっていたのですが，もっと早く導入しておけばよかったと今でも思います．

メリットとしては，
①デジタル化によって安定した良好な画像を得ることができる

②デジタル化によって，写真の拡大や陰影強調などの操作ができるため，見落としが少なくなる

③フイルムレスによって，フイルム，現像液・定着液の購入が必要なくなる

④フイルムがなくなることで，フイルムを入れる袋や名前を入れるシールなど付属する品もいらなくなる（購入費の削減や注文する手間もなくなる）

⑤現像機のメンテナンス，現像液・定着液の交換作業が必要なくなる

⑥フイルムを保管するスペースが必要なくなる（棚もいらない）

⑦レントゲンをデジタルにすることで患者さんの被曝線量を少なくすることができる（ただし，メーカーの機種や撮影条件によっては被曝量を減らせないこともあります）

⑧現像時間が大幅に短縮できる（患者さんの結果待ち時間の短縮）

⑨現像の失敗がなくなる（フイルムの無駄がなくなる）

⑩現像液の廃棄処分がいらなくなる（医療廃棄物の削減によって廃棄費用や手間の削減）

⑪デジタルレントゲン導入によって，保険診療上，加算点数がもらえる（現在は雀の涙ですが）

　上記のように多くのメリットがあります．とくに経費や人手はかなり減らすことができると思います．

　デメリットとしてはやはり値段ですね．どんなに安くとも，なんだかんだで現在でも，200万円以上は覚悟しなくてはなりません．メンテナンスに関してもサポート費用として各社なんだかんだで年間ん万〜ん十万円かかります．

　デジタルレントゲンは基本はPCなので3年ぐらいで壊れることも覚悟しなければなりません（もっと早く壊れることも珍しくはありません）．とくに耳鼻咽喉科の診察室などは患者さんの出入りが多く，ほこりがひどく立つことや，ネブライザー液飛散や器具洗いなどで湿気が多いため，電子機器にはハードな環境です．

　修理費用もなかなか立派な値段となります．カタログ定価は各社ともとん

まずはデジタルレントゲンにしてみよう！

でもなく高いのですが，「とりあえず入れてしまえば！」と，どのメーカーもがんばってすごーい値引き（極端ですと定価の半額以下とか．本当の設定価格は一体いくらなんだろう？）をしてくれます．しかーし，壊れたときは割引は一切なしの非情な定価請求です．たとえるなら，市販のプリンターの購入費用が安くても，インク代がメチャクチャ高いのと一緒だとお思いください．どうも値引きした分を取り返そうとメンテナンス費用や修理代で稼いでいる節があります（ひどいと「部品保管費用」など意味不明の金額を上乗せしてその部品の定価以上の請求をしてくる会社もあります）．

　——はっきりいって医療関係のメーカーは商取引において交渉がど下手な医者を馬鹿にしている傾向があります（業者の「うちもこれ以上は無理ですよ〜．他の先生方はむしろこれより高い値段で買ってもらってますよ〜」といったウソの言い分を素直に聞いてほぼ言い値で買ってしまう方が多いからです…）．

　よって，冷徹に各社を比較して，遠慮なく厳しく価格交渉をしましょう——

　他のデメリットとしては，やはり基本はPCなので操作に慣れることですね．ただデジタルレントゲンだけならその操作方法やトラブル時のメンテナンスはかなり簡単なので，そのときの対応方法は導入時に業者に聞けばそんなに難しくはないでしょう．

　サポートセンターに電話で聞けば丁寧に教えてくれますし，インターネットに接続するタイプの機種なら，自ら何もしなくとも遠隔操作で業者が直してくれます（ただしこの場合は，毎月のサポート費用ん万円が発生します）．

　でもデメリットは多少あるにしろ，メリットがはるかに上まわりますので，やはり導入したほうが断然良いです！

　当院では以前現像液でプリントしていた時代は，すぐに現像液や定着液がなくなり，いちいちそのたびに買い足したり，2週間程度で劣化した現像液・定着液を交換したりと大変でした（夏場はとくに大変だった）．

　そのたびに1時間以上従業員をその作業にあたらせ，人件費も馬鹿になりません．お金をケチって指定メーカー以外の安価な液を使ったらなぜか写りが悪く，ならばと液の交換を長期間行わなかったら，やはり写りが悪いで

す…（当たり前か）．

　いまだ原因不明ですが，新人が交換を行ったときも現像液・定着液の交換直後にもかかわらず，なぜかずいぶん写りが悪くて，5,000円（当時）もする高価な液をすぐに再交換したことも何度かありました（**放射線技師が勤務するようになってからはこの問題は解決しました．現像機そのもののメンテナンス不良が原因だった？**）．

　夏場は患者さんが少なく，2週間で数枚しか写真を撮らないこともありました．それでも鮮明な写真を撮るために定期的に現像液・定着液の交換が必要でして，完全な赤字です…．

　そもそもレントゲン撮影自体が保険診療で低点数（涙）ですので，これでは赤字垂れ流しマシーンです．

　『俺はいったい何のためにこの機械（レントゲン）を置いているのだろーか．いっそのこと，レントゲン撮影をやめたほうが良いのでは？？？』

　と思ったこともありました（スペースの問題もあり，わりきって実際に導入されない開業医の先生もいらっしゃいます．確かに鼻腔内をファイバーで見れば，副鼻腔炎があるかどうかある程度わかりますので，診療スタイルによってはレントゲン設備は不要かもしれません）．

　なお，デメリットの最後の薬液廃棄ですが，なぜか医科の世界では医療廃棄物として注射針などと一緒の回収業者に高ーいお金を出して処分しているところが多いようですが，歯科の世界ではリサイクルに出して逆にお金がもらえますよ．ご存知ですか？（廃液の中にある金属を取り出すことで，有益な資源とすることができるため．いわゆる都市鉱山の1つですね．大切な資源を有効活用するためにアナログレントゲンの廃液はリサイクルしましょう！）

　院内のデジタル化を考えた際，いきなり電子カルテからファイリングシステム，デジタルレントゲンと全部いっぺんに入れると値段もすごいですし，操作方法を全て覚えるのは大変な苦労を要します．「これを全て覚えるのくらい簡単だよ．何が難しいの？」とおっしゃる天才型Dr.もいらっしゃると

思いますが，従業員全てにそれを押し付けると大変嫌がられる可能性があります（人類全てが記憶力が良い天才ではありません…）．

　そうなると操作やメンテナンスは全て医師が行うことになるので，後々苦労することになるかもしれません．

　一気に全ての電子化を図ることは先生を含め，従業員たちもパニックになる可能性がありますので，デジタル化を進めるのであれば，まずは最初にこのデジタルレントゲンからの導入をお勧めします．

　その後に予約システムや，ファイリングシステムなどを徐々に導入し，最後に電子カルテを導入すれば，理想的な医院の電子化となります．

　たとえ電子カルテを費用など何らかの障害で結局導入を行わなかったとしても，このシステムだけは導入してよかったと実感できると思います．

　最近は画像ファイリングシステムも組み込まれたとても便利なデジタルレントゲンもあります（コニカ，富士フイルムなど）．

　電子スコープを接続し，連動させることで静止画は簡単に保存できますし（残念ながら今のところ，動画はハードディスクの容量の都合でファイリングできません），リオン社製品などデータをPCに飛ばせるオージオメーターやティンパノグラムであれば，このシステムに接続することで，純音聴力検査やティンパノグラムの結果も保存できます．

　スキャナーを接続すれば，紹介状など紙で書かれたデータも全て保存できる優れものです．

　他院に依頼したCTやMRIの画像も同じDICOM（Digital Imaging and COmmunication in Medicineの略称．医用画像の保存や通信に用いられている世界標準規格のこと）方式のためCDごと取り込めて，保存できるようです．

　なんと，これ1台あれば，画像ファイリングシステムが必要なくなります！安いものであれば，価格は200万円台で購入できるようです．

　素晴らしい…私のデジタルレントゲン導入時にこの機種があればよかったのに．無念です．

　最近は東日本大震災のあと，相次ぐ余震でアナログ現像機からの液漏れで，「これじゃ撮影にならん！」とデジタルレントゲンの導入に踏み切った医院

さんも増えたようです．

　デジタルレントゲン導入時の注意点としては，電子カルテも同様ではありますが，いまだ何もデジタル化されていない医院が導入するときには，何年もアナログに慣れきった古参看護師や医療事務員の激しい抵抗があるかもしれないので，きっちり説得してから入れましょう（笑）．

3. しばらくは従来のレセコンとの併用がオススメ

『うーん，今の紙カルテ＆レセコンから電子カルテへどーやって移行していこーか…．システムが全然違うし』
「そうですね．先生の場合は新規開業ではないので，しばらくはメディコムを使用しながら，予定より早期に導入して医療事務員さんに慣れてもらうのはいかがでしょうか？　手が空いているときに紙カルテの情報も移せますし」
『ああ，その手があったか！　じゃあその作戦でいこう！』
「それでは，導入してからインストラクターによる講習も始めさせていただきます」
「新機種に慣れてから，メディコムを廃止すればいいしね．それにいつでも切り替えができるように，メディコムはリース終了後に買い取っておいたしね．余裕だぁ」←後にぬか喜びとなる

　あまり深く考えず，気楽に導入を決めた電子カルテはいわゆる一体型とよばれるもので，電子カルテ機能（シェーマが描けたり，直接所見や検査データを入力したり見ることができたりする）だけではなく，そのPC1つで従来のレセコンと同じ機能（会計と処方箋や領収書の発行ができる）をもつタイプの，いわば1台で2役のお得な電子カルテです．
　（セパレートタイプは電子カルテとレセコンが別々になっている．価格や連動性などの問題もあり，現在は一体型が主流になりつつあります）

しばらくは従来のレセコンとの併用がオススメ

　従業員もレセコンでメジャーなメディコムで慣れていたので，キーボード配列も違う（メディコムのキーボードがなんか変なんです…．**医療事務員が打ちやすいからとのことらしいですが，フツーの形式にしましょうよ**）この機種にいきなり変えるのは危険です．

　そこでBMLの担当F氏の提案で電子カルテ運用開始1カ月以上前の6月中旬に電子カルテを導入・設置しました．

　8月1日から電子カルテへ完全移行ですので，併用期間が1カ月半超に及びます．もちろんその間はメディコムが従来通りメインです．

　外来診療中，患者さんが途切れたときに，手があいていれば来院された患者さんの紙カルテに記載された情報（B型肝炎など危険な感染症，使用禁忌の薬，持病・内服中の薬剤などの情報）をBMLの電子カルテの画面トップにあるサマリー欄（要約欄）に新たに入力し，過去の検査データや紹介状などを紙カルテからはがし，スキャナーで取り込んだりする地道な作業を1つ1つ私と医療事務員たちで行っていきました．

　ここで大変大事なのは電子カルテへの移行期に来院された患者さんのデータのみを移していったことです．

　来院されていない過去の紙カルテには一切触れませんでした（ただし，練習目的で来院されていない患者さんの紙カルテの情報を一部移したことはある）．

　過去に来院された患者さんのなかには転居やすでに亡くなっていたり，一度来院したが通院が不便とか当院がお気に召さなかった──などでもう永遠に？　来院されない方のカルテが多数混じっていると判断したからです──とくに開院初期の頃の患者さんは，通院中の他院と比較するためのお試し受診の方が多かったのか，ほとんどの方は残念ながら再来されていない．内覧会を開かなかった弊害か？──

　そこでわりきって，最終来院日から5年以上経過したカルテはほぼ全てシュレッダーにかけました．古いカルテはやや分厚く，大量に一度に処分するには家庭用のシュレッダーではとても対応できないので，業務用のシュ

レッダー（4万円ぐらい）をわざわざ購入して，ヒマな時間に次から次へと裁断しました．

　シュレッダーの入口に不要となったカルテを投入すると「ウイーン，シュンシュンシュン…」と静かな音を立てながら，あっという間に処理を行うこの作業はなんだか，カ・イ・カ・ンでした（笑）．

　ただし，シュレッダーにかけるときに目に止まったごく一部の患者さん（腫瘍や繰り返す眩暈症，難聴で長く通院された方など）のカルテは念のため残しておきました．

　過去の紙カルテを見ながら，『ああ，この患者さんは治ったあとは元気かなあ？　そういえば治ったあとに，ずいぶん喜んでいたなあ』とか『ああっ，こいつ，あんなに苦労して治療を行っていたのに急に来院中断してる！　なんであきらめるんだよ!!』と懐かしんだり腹を立てながら，裁断作業を続けました．

　数えてはいないので具体数は不明ですが，この作業でかなりの数のカルテがなくなりました．ほとんど出番のないカルテのためにずいぶん多くのスペースが占領されていたことが初めてわかりました（あの大きくて重くて不格好なカルテ棚が一気に3つ必要なくなりました）．

　患者さんが紙カルテシュレッダー後に来院され，過去カルテがない場合は，再度問診票に記入してもらい，電子カルテで新規作成としました．5年以上経てば，既往歴や内服中の薬剤などずいぶん状況が変わりますので，これで良いと思います．

　紙カルテから電子カルテへの情報の移行は順調にいき，医療事務員たちもBMLのインストラクターの指導を受けながら，少しずつ新機種に慣れてきたので，予定通り8月1日，ついに電子カルテへ完全移行しました．
　7年つきあったメディコムとはもうお別れです．
　メディコム，いままでありがとう！　さよなら～．
　さてさて，じゃあ廃棄の手続きを…（個人情報のこともあるしね）．
　…しかーし，捨てずにとっておくことにしました．

しばらくは従来のレセコンとの併用がオススメ

——なぜなら…，実は…
『なんかとてもこの電子カルテでやっていく自信がない！ てゆーかマジ無理！』

あとで詳しく述べますが，肝心の私がうまく使いこなせず，本格運用開始前なのにすでに行き詰まっていたのです…（おいおい）．
遅いレスポンス，従業員の入力した文字の見にくさ…．当初思っていた以上に非常にこの電子カルテが使いづらかったのです．

（ひょっとしたら紙カルテ＆メディコムに戻さないとやっていけないかもしれない…ホント，やばいよ…この私にプレッシャーをかける電子カルテとは一体何者なんだ!?）

と泣きたくなるような大きな不安感から旧型レセコンは廃棄とせず，しばらく大事に大事に受付の隅に置いておきました．

そしてこれが後に功を奏することとなります．

　　電子カルテ導入数日後，インストラクターが引き上げたある日の午前診療中——
「院長大変です！ なぜか受付の電子カルテが急におかしくなりました！ 動きません!!」
と，リーダーGが顔面蒼白で報告してきます．
私も少しうろたえて，
『ええっ？ どーして…．サポートに電話した？』
「ダメです！ サポートも診療終了後に見てみないとわからないと言ってますぅ…患者さんもいっぱい待ってますぅ（涙声）」
サポートに遠隔で電子カルテを調べてもらうと復旧に時間がかかる場合もあります．会計や受付が終わらず，待合室にあふれつつある患者さんたちの「いつまで待たせるんだ」とやや怒りを含んだ表情の顔を見て狼狽した私は，

第2章　電子カルテ導入の様々な試行錯誤と成果

『わかった，再びアレを使おう！メディコム，メディコムだ．電源を入れてっ！』

（ううう，いきなり電子カルテの懸念が出たぁぁ…）

と指示をGに出しました．
なんともう使わないつもりだったメディコムの奇跡の復活です．
その日の午前は結局，メディコムを使い，会計を行いました．
私が使用する電子カルテは問題なかったので，所見はペンで書き，処置や検査は私の電子カルテに自分で全て入力しました（電子カルテ導入当初は薬を含め，全て自分で入力を行っていました．これが大変辛かった）．診察時に行った処置や検査，処方する薬については，まだ残っている紙カルテに従来通りボールペンで記載しました．すでにシュレッダーにかけてしまい，カルテがもうない患者さんについては，残存するさらの紙カルテ用紙に薬を手書きで記入して，受付にまわしました．
　会計用に使用していた受付の電子カルテは謎のフリーズで会計ができないので，そのときに紙カルテに私が書き込んだ処置や薬を見て，医療事務員は従来通りメディコムで入力会計し，処方箋の発行を行いました．
　あとで考えると私の電子カルテで会計すればよかったのに，その日は患者さんが多いため全員テンパっていて，冷静な判断ができませんでした．
　なお，フリーズの原因はもう忘却してしまいましたが，確かたいしたことではなかったと思います（今思うと情けないです）．
　昼の休憩時間にBMLのサポートの方に電子カルテを修復してもらい，メディコムに打ち込んだ内容（処置や検査，処方薬）を診療終了後に，再度BMLの電子カルテに入力し直しました．

　まあ，当時は職員も私もこの新しき魔物の電子カルテに全く慣れていなかったため，パニックとなり，このようなトラブルになりましたが，今ならもう少し冷静に対処できると思います．
　やはり職員皆が新しいPCに慣れていないと，このようなトラブルが起こ

る可能性がないとはいえませんので，古いレセコンを残すことができるのであれば，念のためにすぐに廃棄とせず，いままで使用していたレセコンなど電子カルテへの移行がある程度落ち着くまでの3〜4カ月は残しておいたほうが無難でしょう．

そして電子カルテ導入に伴う苦労はまだまだ続きます….

（すまん，みんな．電子カルテ導入は大失敗だったかもしれん…）

――コージは心の中でつぶやいた．

4. 総額1,000万円以上を投入したのに大失敗か…

（ダメだ，全然ダメだ，ダメダメだあ…やっぱり耳鼻科で電子カルテは無理だったんだ…変えるべきではなかったんだ…誰も変えようとしない理由がよーくわかった．俺は本当に…アホじゃ）

6月下旬に電子カルテを導入して，BMLのインストラクターに使用法を聞きながら少しずつ練習して使い始めたのですが，私にはなんだかしっくりきません．

インストラクターのお勧め通り，患者さんに記入してもらった問診票の全ての情報を電子カルテに医療事務員たちが入力していきます．そしてそれを見ながら患者さんに質問し，診察を行うのですが，文字も変なフォントで，ずいぶん見にくいです．短時間で判断しようとすると大事な事項を見落としそうです．

（なんじゃこりゃ？電子カルテの問診票は全然ダメじゃないか）．

（学会会場でのビビッと来た直感はただの勘違いだったのか？一目惚れし

て一生懸命口説いた女が実は男だった…と一緒か．ちょっと違うか）

　おまけに問診票を電子カルテに入力するために受付の医療事務員たちは，患者さんが記入した問診票から電子カルテの問診表画面への入力にずいぶん時間が取られています．これにはリーダー G からも「このままでは他の業務に支障が出ますぅ…」とクレームが出ていました．

　それに電子カルテにシェーマを描くため，まず営業マンの一番のおススメ，ワコムのペンタブレット方式を導入したのですが，これがとにかく私にとって全然ダメです！！！

　当初このペンタブを立てて使うよう勧められたのですが，ペンタブの画面を立てたら手首が変な角度になって，とっても画面に描きにくいのです．やはり紙カルテ時代のように寝かせて描かねばとペンタブを寝かせるも，完全な水平にはならず，かなり斜めです．しかも画面が大きい分，厚みもあり，下に置いた回転台を含めると，胸の辺りまでペンタブ画面がせり上がってきます（ううう，使いにくい…）．

　さらに画面が大きく（15 インチ），見えやすいことはいいのですが，その分，手の動作が紙カルテ時代よりはるかに大きくなり，異常に手，肩，首が疲れます．おまけに画面に天井の蛍光灯の光が反射して眩しく，目が非常に疲れます…．外来診療で腰や肩がやられるのは以前からのことでやむを得ないのですが，目がやられるのは大変困ります．

（このままじゃ，失明しちゃうよー！！）

　営業の F 氏にこのままでは近いうちに私は失明してしまうと切実に悩みを相談したところ，大変同情され，反射抑制フイルムの使用を勧められ購入し，取り付けてみました．…が，たしかに前よりはいくらかマシですが，それでも天井の蛍光灯が反射して，やっぱり目が異常に疲れます…（**全然ダメじゃんか！1 万円もしたのに！**）

　おまけに，反射抑制フイルムのせいでペンタブレットの反応がやや落ちてます…．

総額1,000万円以上を投入したのに大失敗か…

（おいおい，どーなってんの，これ！）

　それより深刻なことは，私が診察で使うワコムのペンタブとシュライバー（書記）のPCが，画面は別々でもPC本体は一体のため，私がペンでペンタブ画面に書き込んでいる間は，横に付けたシュライバーは何もできず，その間はキーボードから手を外してボーとしていなければなりません．これでは大変不効率です．
　そして，シュライバーが入力を始めると，今度は逆に，私がペンタブを触ることができないのです．このままでは患者さん1人を診察終了するのに従来の2倍以上時間がかかります．
　事前のF氏の説明ではそんなことも言ってたよーな気がしますが，とくに意識せず，スルーしていましたので，実際に稼働しだすとこの方式が大変不便なものだということが初めて実感されるようになりました．このままだとたとえ操作に慣れたとしても，1時間に10人前後の診療ペースが精一杯です…．

（ぎゃあー，どーすんのよ！　これじゃあ冬から春にかけて患者さんをさばけないじゃん．ひええー，「電子カルテは1日100人までが限界」の伝説は本当だったんだあ!!）

　それにF氏が当初は可能と言っていた，"ワコムの画面にデジタルレントゲンの画像やファイリングシステムの画像を出す方式が実際にはできない"ということが，電子カルテの納入が終了してから判明です．

（おいおい，契約のときと言ってたことが違うじゃないか！）

　当初はペンタブの画面に診察中の患者さんのデジタルレントゲンの画像，ファイバーの画像や純音聴力検査などのロール紙でプリントされる検査結果，過去の紹介状など全て出せることを想定していて，しかもそれが可能とF氏が言っていたような気がしていたので，すっかりそのつもりでいました．

しかし，実際にシステムを組みだすとそれはPCの性能上，無理でした…．デジタルレントゲンの画像ぐらいは表示ができない訳ではないようですが，ハードディスクの容量やCPUの性能の関係上，画像はとても小さくしか表示できませんし，しかもかなり不鮮明になるようです．おまけにPCの動きがきわめて悪くなります．

(これじゃあ，システムが当初考えていたのとは全く違うじゃないか!!　ああ，合計1,000万円以上投入したのにいきなり頓挫ですかぁー！　俺やってもうたぁー！　どーすんの，もうリース契約しちゃったよ)

電子カルテを導入したことに激しく後悔の念がつきまといます．
　あまり深く考えずに，『こんな感じで〜』とアバウトに考えて，自分が考えていたシステムを営業マンに細かく説明していなかったからこのような悲劇が起きたのでした．導入前に各PCの性能などを把握してしっかり時間をかけて打ち合わせすればよかったのですが，多忙を理由に電子カルテの営業マンに任せすぎていました．またPCが苦手なこともあり，説明を受けるもいまひとつ理解ができていなかったことも否めません．

電子カルテ導入予定の皆さんはちゃんと事前に自分が望む方式などについてしっかり打ち合わせを行いましょう．私のように導入してからシステムを考えることになるのは最悪です．
　当初の予定と全く違うことがなんと実際の導入後に起きたため，私はパニックになりましたが，ここで救われたのは，ファイリングシステムの3Zさんが様々な種類の電子カルテやデジタルレントゲンとの連動実績があったため，あっさりと自社のファイリングシステムに全ての画像をいったん保存し，電子カルテを開いた際に連動させ，ペンタブとは別の画面に，画像ファイリングシステムに記録された画像を全て表示すれば良いとのアドバイスをしてくれたことです．
　これによって，ワコムのペンタブでの表示は，もともと画面に表示できる

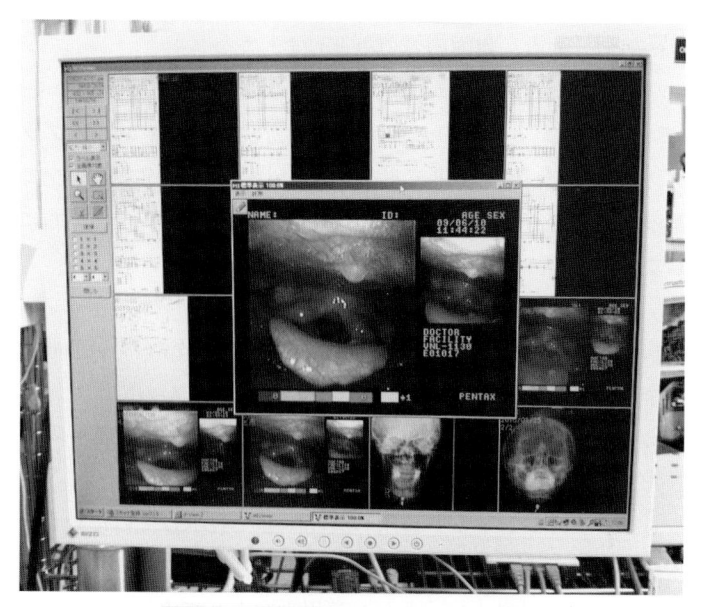

総額1,000万円以上を投入したのに大失敗か…

図5 3Zの画像ファイリングの画像

連動させたデジタルレントゲン，電子スコープの画像だけでなく，プリントアウトしたオージオグラムなど紙の情報もスキャンして取り込んで保存することができる．

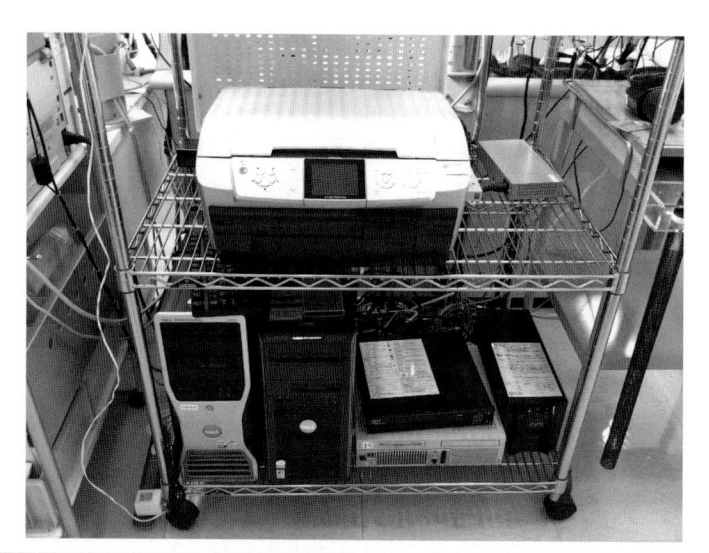

図6 電子カルテ，ファイリングシステムなどのサーバーや無停電装置

筆者が組み立てたラックに電子カルテ，デジタルレントゲン，ファイリングシステムのサーバーや無停電装置，プリンターを1つにまとめて，診療ユニットの反対側に設置した．

シェーマや処置，検査，処方内容のみとしました．
　3Zのファイリングシステムは電子スコープの画像だけではなく（図5, 図6），デジタルレントゲンの画像や純音聴力検査，ティンパノグラムなどのデータ，他院の紹介状，紙カルテ時代の過去の検査データなどを全てスキャナーで読み取り，保存し，患者さんのカルテを開いた際に全て画面に出せるようにしました．

　結局，自分が当初予定していた電子カルテ（ペンタブ）の画面1つで患者さんの全ての情報を表示するという方式は困難でしたので，記録された情報を電子カルテと画像ファイリングシステム2つの画面で表示する方式となりました．
　前年からデジタルレントゲン専用の液晶画面で表示していたレントゲン画像はその専用液晶画面を撤去して，ボタンの切り替えで画像ファイリング用の液晶画面に再びデジタルレントゲン専用画面として表示できるよう，1つの画面にまとめてもらいました（図7, 図8）．
　この方式によって全てのシステムの動きはスムーズになりましたので，今後の展開（スピード診療や2診体制）にも大変役立ちました．まさに怪我の功名です．
　――なお，私が導入したBMLの電子カルテシステムでは不可能ですが，メディコムの電子カルテは他院で撮影されたCT，MRIのCD（DAICOM方式で記録されたもの）を直接取り込んで，ペンタブの画面上に綺麗に表示できるようです――

　ワコムのペンタブの問題点は後にノート型の小型ペンタブレットPCに変更したことで全てスッキリ解決します．
　ワコムのペンタブに苦しんでいた8月下旬のある日，F氏の上司のA氏が取引先の近くの診療所に顔を出すついでに，新規導入の当医院に様子伺いで訪れました．そのときたまたまデモ用として取り出して使いだしたのが，富士通の小型ノート型のペンタブPC（12.1インチ）です．

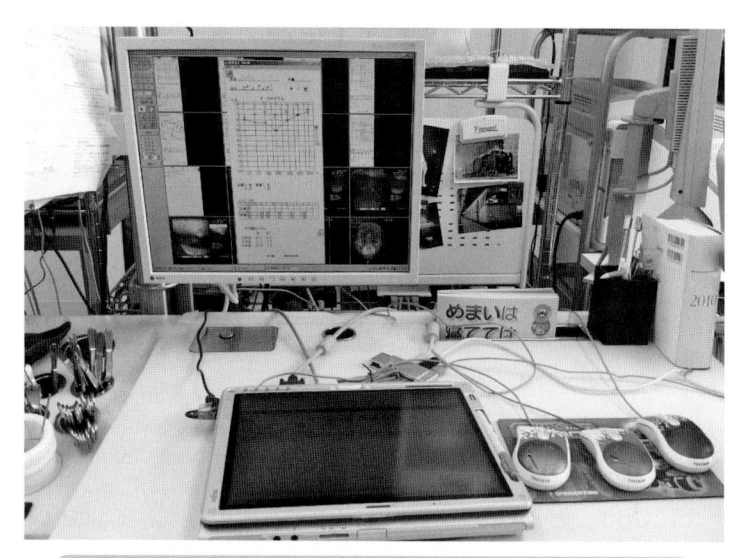

総額1,000万円以上を投入したのに大失敗か…

図7 診察デスク上のペンタブPCとファイリングシステム

下の電子カルテで患者さんのカルテを開くと，上にあるモニターに患者さんの聴力検査，初診時問診票，紹介状などスキャンした紙の情報や，デジタルレントゲン，ファイバーの画像など患者さんの記録した情報全てを同時に画面に出すことができる．診察時は電子カルテだけでなく上のモニターも見つつ行うため，短時間で患者さんの情報を把握することができる．

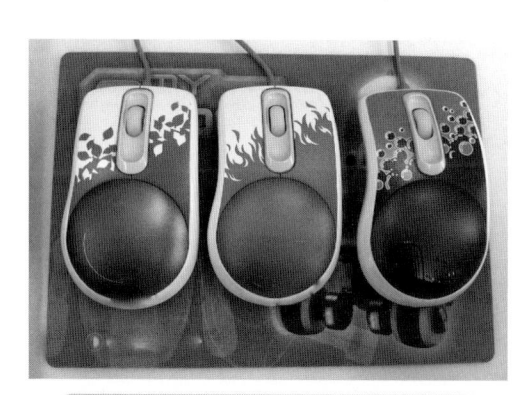

図8 診察時に使用する3つのマウス

電子カルテ，画像ファイリングシステム，デジタルレントゲンと3つのシステムを使用するため，それぞれにマウスが必要となる．診察時に間違えないように色分けして区別している〔緑が電子カルテ用（左），赤はファイリングシステム用（中），青はデジタルレントゲン用（右）〕．

『あれ？ そんなPCもBMLさんにはあるの？ ちょっと貸してみて』
「ああ，これですか？ 小型で置き場所に困らないので，看護師さんが患者さんのデータやオーダーした検査を診察室以外で見るためのものです．いわば，モバイル用ですね．診療用としては字が小さく不便なので，あまり使われません」

営業マンとしてはお勧めできないようですが，使ってみるとこれが実に具合が良い…

（なんでこれをもっと早く教えてくれなかったんだ？）

ワコムのように画面が大きくない（12.1インチ）ため，表示される文字がやや小さくはなりますが，PCを完全に水平に寝かせて，紙カルテのように，ちょこちょことシェーマや文字を違和感なく描くことができます．手の動作が大きくならず，そのため手や肩が疲れません．また光の反射の問題もPCが小さい分画面に天井の蛍光灯がほとんど当たらなくなり，これも解決です．

（何だ何だ，これでいけるんじゃないか？）

再びあまり深く考えずに，その場で『これを注文しまーす』と言ってしまいました…（おいおい）．

でもそのときにはもうワコムのペンタブは私の診療スタイルには不向きだと思っていましたので，即決です．迷いはありませんでした．
また小型ペンタブPCを導入することで，サーバーが1つ増えるため，シュライバー（書記）とのPCを分離することが可能です．そうすることで，私が診察中の患者さんの所見を記入し，薬を書いている間に，シュライバーは，その前に私が診察した患者さんの処置や検査，処方薬をキーボードでタイピング入力することができます．1人がPCを触っている間にもう1人が使用できないという不効率なことは解消され，作業効率は格段に上がります．

（当初の予定金額よりかなり高くなるけど，やむを得ない．もうあと戻りはできないんだから，このまま電子カルテと心中だ！）

　なお，これでワコムのペンタブは余剰となってしまいますが，返品は不可能です…（ああ）．
　かといって，転用先が思い浮かばないので，とりあえず，看護師が患者さんの来院数などの状況把握のために使用することにしました．
　でも結局あまり存在価値がなく，自分が深く考えずに導入して大失敗した負の遺産としてのモニュメントになっていました（笑）．
　しかし3年半後，2診体制開始のときに再度日の目を見ることとなり，結局は無駄な投資とはなりませんでした．ホント，世の中何が幸いするかわかりません…．

　さて，当然ではありますが，最大のプロジェクトリーダーたる院長が導入前からこんなドタバタ劇を繰り返しているうちに，もともと電子カルテ導入に否定的だった医療事務員たちに不穏な状況が生まれます．

　　電子カルテ導入して本格稼働が始まった8月のある日の診療終了後，
　　医療事務のリーダーGが涙ぐみ震えながら——
「…院長…もう無理です．…私はもういっぱい，いっぱいです…．私をクビにして良いですから，このプロジェクトから降ろしてください…」

（ええーっ！）

5．従業員崩壊…

　私は電子カルテを導入すると決意してから，クリニック創設以来，初めてプロジェクトチームを立ち上げることとしました．2006年の秋に3人のレセコン操作に慣れたベテラン・中堅事務員を抜擢し，各人にプロ

ジェクトの概要を伝えました．
——が…
いきなり当日サブリーダー的ベテランFが——
「院長，私は前にも（電子カルテ）入れたら辞めるって言いましたよね？もともと私自身が医療業界に合っていなかったと思いますから，予定通り来年夏頃辞めますので，他の方にプロジェクトを依頼してください」

（え？予定通り辞めるって，初耳だけど…．どーして！）

何度か話し合いを行い，せめて電子カルテの導入が終わり，運用が軌道に乗るまでの残留を猫なで声で懇願するも，全く相手にしてもらえず，翌年，電子カルテが導入されたとほぼ同時に，新人に引き継ぎもほとんど行うこともなく，残った有休を全て綺麗に消化して，退職金をしっかり受け取り，あっさり辞めていきました（あーあ）．

さらにもう1人の抜擢した中堅Mも——
「近いうちに結婚の予定があります．その前に1人暮らしをして家事の経験をしたいので，予定通り来年夏頃辞めます．他の方にプロジェクトを依頼してください」

（ええ？　何だかFとほぼ同じセリフだなあ．予定通り辞めるって初耳だけど…結婚の前に1人暮らしの経験が必要って意味わかんないんだけど…どーして，どーしてそうなるの!!）

Mとも何度か話し合いを行い，せめて電子カルテの導入が終わり，運用が軌道に乗るまでの残留を靴を舐めるがごとく懇願するも，やはり全く相手にしてもらえず，翌年，電子カルテが導入される前に，新人に引き継ぎすることも全くなく，残った有休を完全に消化して，退職金をしっかり受け取り，あっさり辞めていきました（あーあ）．

いきなり抜擢したメンバーが3人中2人脱落という華々しいスタートで

す．いきなりの辞職は困りますので，ずいぶん引き止めましたが（引き止めても結局辞めましたが），嫌がる人に無理に依頼してプロジェクトを頼んでも，うまくいかないでしょうから，やむを得ず，残り2名の枠は，医療事務員として入社2年目Oと1年目Hの2人に依頼しました（Oは他院で1年の医療事務の経験があった）．

まあ，新人たちのほうが長い目で見れば，これからの勤務期間も長いでしょうから逆に良いでしょう！　よーし，プラス思考で逆転の発想だぁ！　…が，世の中はそんなに甘くない．残念ながら最悪の結果が待ち受けていました．

入社1年目Hに依頼するも――
「Fさんも，Mさんも辞めるので，そんな役割，私は自信がないですぅ…．私も今後このクリニックの勤務を続けていけるのか，自信がありません…」
すでに同じような話し合いが続き，少々辟易しながらも，Hとも何度か話し合いを行い，せめて電子カルテの導入が終わり，運用が軌道に乗るまでの残留を頭を床にこすりつけるがごとく懇願するも，これまた全く相手にしてもらえず，翌年，電子カルテが導入される前に，新人に引き継ぎすることは…やはり全くなく，残った有休を完全に消化して，あっさり辞めていきました．勤務期間が短いので，さすがに今回は退職金はびた一文渡しませんでした．

まるで呪われたように，何度も同じ悪夢が繰り返されます．

（大事なプロジェクトなのに，残ったのは結局リーダーGとOの2人だけか…）

落ち込んでいてもしょうがない．主力のリーダーGが残ったのは不幸中の幸いです．

　足りない人員は来年新人を補充すればいいとわりきり，翌年1月に地元名古屋で開催された第一候補のBMLの電子カルテフェアに残ったG

第2章　電子カルテ導入の様々な試行錯誤と成果

とO，2人の医療事務員と一緒に見学に行きました．

(さあ，見せてもらおうか．電子カルテの性能とやらを！)

そして展示してあるBMLの一体型電子カルテをインストラクターSさんの説明を受けながら，私を含め3人で実際に操作してみました．
私『すごい！5倍以上のエネルギーゲインがある！』←意味不明
BMLのインストラクターSさん「…はあ？」
異常に興奮する私に若干引き気味ながらもBMLのインストラクターSさんは操作方法を丁寧に教えてくれました．

今回のフェアでは学会のときと違い，1時間以上操作することができたのですが，自分は以前の学会会場で触ったときと大きな違いを感じませんでした．むしろそのときより好印象をもちました（そのときは──です．後に一転して，破壊したくなる衝動に駆られることとなる）．
医療事務員GとOもインストラクターSさんにいろいろと質問していました．それについてSさんも1つ1つ丁寧に答えてくれます．
最後に音声入力機能というオプションを見せてもらい，その性能を見るため，紹介状のモデル文をしゃべってみます．なんとほとんど認識されます．医療用語も綺麗に漢字変換されています．
うーむ，なんだかしゃくに触ります．そこで今度は私は松田聖子の「青い珊瑚礁」♪〜を歌ってみます．当たり前ですが，これはほとんど認識されません．

(ふっ，ざまあみろ．勝った！)

いけません，再び悪い癖が出てしまいました．
音声機能の高性能ぶりに非常に感心して，紹介状の作成などに大変役立つと思いとても欲しかったのですが，これを付けると30万円アップとのことで，『うっ…』と思わずうめき声を出してしまいました（結局断念しました．

他社さんには10万円しないところもあるので，少しぼっていると個人的には思います）．

　GとOの2人に意見を聞いたところ，運用は多分大丈夫とのことだったので，BMLの電子カルテを導入・運用するために必要な（電子カルテの）台数を確認したり，周辺機器を含めた全ての機種の価格交渉に入り始めました．

　しかし，電子カルテ導入の年は医療事務員5人中3人が紙カルテから電子カルテへ移行する一番大事な時期に一気にいなくなるという最悪の結果となりました．電子カルテを導入するにあたり，少なくとも3人は操作を覚え，運用してもらう必要があると考えていたので，私は大変落ち込みました．
　代理で医療補助員の2人にプロジェクト参加をお願いするも，やはりあっさり断られ（うち1人はやはり同時期退職…），ならばとあわてて春に雇った新卒2人も先輩医療事務員同士のいざこざを見てしまったせいなのか，ただ単に医療事務の仕事かそれとも当院自体にミスマッチだったのか，4月入社も2カ月もたずに辞め，結局電子カルテ導入本番に人員補充は間に合わず，3人目はなんと最後の手段として，私が医療事務員として講習に参加することになりました（トホホ…）．
　今回の電子カルテの導入が従業員崩壊の引き金にはなりましたが，実はそれが全てではなく，後に判明したのですが，従業員同士のつまらないあつれきも原因だったようです．

　当時の当地域は大変な好景気でしたので，金銭や待遇など些細な不満があればすぐに辞めてしまうような社会環境ではありました．
　医療事務員募集のチラシを出しても，ほとんど誰も応募してきません．開業した頃は20人以上応募があったのですが…．
　やっと，応募があってもどこも雇用しないような残念な人物ばかりで，とても採用できない…ですので，退職した医療事務員の補充はかなり苦戦しました．なかなか良い人材がこない，いや，フツーの人材すらこないので，苦し紛れに派遣業者に頼みました…が，空前の好景気で派遣業者にもろくな人

材が登録されておらず，まともな人材は大口取引先で当時日本最強の○○○系の企業へ全て送られますので，当院のような取引実績のない零細企業には，これまたひどい人材しか送られず，やってきた派遣者は，ある日突然仕事にこなくなりました…．急にこなくなったため，補充の人材を要求して送ってもらうも，その派遣者もある日急にこなくなりました…（あまりにひどい対応のために後に訴訟問題に発展する．しかしこの件については本編からずれるので割愛します）．

しかし一番大事な時期にこのようなことが起こるとは，水害のことといい，当クリニックはつくづくついていない…（さらにあとで，またまた信じられない，アンラッキーな事件が発生する）．

開業当初は別として，ある程度年数が経つと開業医は会計などは事務員に丸投げとなり，改正時の変更項目は別として，あまりタッチしなくなる先生がほとんどだと思います（個人的にはそれで良いと思います）．

私自らが，電子カルテの操作のみならず，会計や処方箋の発行，レセ出しなどレセコン操作も習うことは，面倒で泣きたくなるような想定外の出来事でしたが，これが導入時に大変役に立ちました．

電子カルテを導入開始後すぐにハローワークを通して，医療事務未経験ではありますが，まともな人材を何とか3人確保して，中途採用したのですが，自分が電子カルテを徐々に使用していきながら，彼女たちにレセコンの操作方法も教えていくことができたのです！

ただし，新しいシステムになってから，私もリーダーGとO，2人の医療事務員たちも新人たちに教育しながらも，いろいろと電子カルテの操作方法を覚えていかなければなりませんでした．

とくに紙カルテのときと違い，いままで患者さんが記入していた問診票の情報を全て電子カルテに打ち込んだり，いままでカルテに直接コピーですませていた保険証の情報をレセコンに住所を含め入力したり，と医療事務員の入力作業が格段に増えて，当初予想していた以上に大変です．

電子カルテの導入後の試験運用中のときは，まだ紙カルテがメインで，患者数が少ないこともあり，あまり意識しなかったのですが，電子カルテがメインとなった本格運用初日になんと患者さんが140人以上来院し，以前はなかった事務の入力作業，また私が自ら薬や検査項目を入力するという操作が，いかに負担が大きくて，運用を妨げてしまうかということがそのとき初めて認識されました．

耳鼻咽喉科にとって患者さんが最も少なくなる8月は当院の場合，通常100人超えることはあまりないのですが，初日からいきなり試練です！

（こうならないために8月をスタートとしたのに…）

電子カルテ導入後に採用した新人たちは育成中で，とても電子カルテのメイン操作は無理でしたので，導入して最初の頃は事実上リーダーGと2年目Oだけでの運用です．

これでは本格運用初日は，とても電子カルテだけでの対応は不可能でしたので，所見のみ私がシェーマを電子カルテに描いて，その後従来の紙カルテに薬や処置を記入，その紙カルテを医療事務員が見て，受付の電子カルテに打ち込む――といういままでと同じスタイルで行わなければいけませんでした（そしてその後も1カ月ほどそのスタイルが続きました）．

結局，問診票や保険証情報は診療中に打ち込むことはままならず，診察終了後に打ち込むこととなり，思っていた以上にその日は上手く操作ができませんでした．

（これでは紙カルテ時代と同じで，むしろ手間が増えただけじゃないか．患者数が多いと，とても入力している時間がない．困ったぞ…）．

そのうえ，急遽採用した新人たちを同時に医療事務員として教育していくということは，私やGとOにとって大変な負担でした…．

――そして電子カルテ開始3日後，耐えきれなくなったリーダーGがつ

いに診療後に爆発します．

「…院長…もう無理です．…もういっぱい，いっぱいです．あたしをクビにしていいですから，このプロジェクトから降ろしてください…．本当にもう嫌です！　辞めさせてください!!」

泣きながら訴えます．緊急事態です！　すでにベテラン・中堅事務員が他にいなくなった今，ここでリーダー G がいないと本当にクリニックの運営は立ち行かなくなります．まさかまさか電子カルテに変えてからこのようなことが起こるとは….

楽天的な私もさすがに顔が青ざめました．あわてて，

『まあ，辞めるかどうかは別として，運用方法をもう一度考え直すよ．それから辞めるかどうかを決めても遅くないんじゃないかな．君も何か良い案があれば，教えてくれ．こういうとき，あわてたほうが負けなのよね！』

スレッガー中尉（ガンダムを援護するためビグザムに突撃し，ソロモンで戦死する）のように努めて冷静に言って，とりあえず，その日は G をなだめて終わりましたが，

（ああ，診療スタイルは全然変わり，俺自身も電子カルテ操作がうまくいかずに死ぬほどしんどいし，従業員も崩壊寸前だ．電子カルテなんか入れなければよかったかな…）

この日は自分のリーダーシップの欠如の自覚と，電子カルテのオペレーション大失敗の現実にいままで以上にへこみました．

実は電子カルテ導入に伴い，前年，診療時間変更を行ったため，昼休みが短くなったから――と看護師もその頃 1 人退職しています．

身から出た錆ではありますが，試練に次ぐ試練で私はすっかり体調を崩してしまいました．

（従業員も崩壊だけど俺自身も崩壊か…）

電子カルテ導入後も毎日夜遅くまで残り，その日来院された患者さんの紙カルテから，以前の情報（薬のアレルギーや持病など）を入力し，貼ってある純音聴力検査や血液検査の結果を全て1枚1枚はがしてスキャナーを使い，画像ファイリングシステムに取り込みます．
　ただ，ティンパノグラムはあまり必要ないと判断し，スキャンしませんでした（紙カルテとともに保存はしています）．
　電子カルテの運用だけでも大変疲れるのに，診療後に行う新人たちへの教育，紙カルテから電子カルテへの情報の移行など，やらなければならないことが多すぎて，1日がとても長く感じられました．
　深夜にやっと残業が終わって帰宅します．

　精神的な疲れと肉体的な疲れで自宅に帰ると，飯も食べずにベッドに倒れ込み，そして──

（なぜ，こんなにひどいめに遭わなければならないんだ…．医院のために一生懸命やっているのに…）

　ベッドに仰向けになって天井を眺めていると，なんだか自分が苦労して行っていること，その全てがばかばかしく思えます．高額の費用を投入した電子カルテ化は全く意味がなかったと，すっかり投げやりになってしまいました．

（こんな，こんな甲斐のない生き方なんぞ，俺は認めない…．でも，そろそろ紙カルテに戻すことを真剣に考えなくてはいけないのかな…）

　そんなことまで考えていました．

　──BMLの電子カルテは一体型のため，電子カルテ部分を放棄して，レセコンとして使用すれば，紙カルテに戻すことは不可能ではなかった．まあ，

本当にやったら真のアホですが──

　　後日，持病のアトピーが悪化し，自宅近くの総合病院へ受診となりますが，しかしこれがなんと電子カルテ克服の突破口となるヒントを得ることができたのです！

　　(そうか，別に全てを電子化しなくても良いんじゃないか！)

　　──コージはついに突破口をみつけた．

6. 電子カルテ克服は紙カルテの応用にあった!!

　熱い夏の夜，夢を見た．妄想モビルスーツコクピットの中で──
『ホワイトベース，左舷弾幕薄いよ，砲撃手何やってんの！　ううっ，く，来る．ド，ドムがあ！　あ？　いや，電子カルテがあ!!
　ああ…ひ，火が，母さーん!!』(爆散)
　──そこで目が覚めた．
　パンツまでぐっしょり汗で濡れています．
　40歳前にもなって漏らしたのか？　と一瞬焦りましたが，違ったようです．

　　(ああ，恐ろしい夢だった…何百万円も払って入れた電子カルテに襲われるとは…しかし，今日もまた，電子カルテの1日が始まるのか…ああ，病院に行きたくないよう…)

　自分が開設した病院なのに働く意欲が全く出ません．しかし，当たり前ですが休む訳にはいきません…．アブラゼミがまるで私に「病院へ早く行けよ」と言わんばかりに忙しく鳴き続けます．仕方なく，
『燃えあが〜れ〜，燃えあが〜れ〜，燃えあが〜れ〜，コウジィ〜…』

とガンダムの変な替え歌を歌い，自分を鼓舞しながら，ベッドから嫌々重い体を起こし，びっしょり濡れたパンツを脱ぎ捨てました．

　8月，電子カルテ運用開始1週間経過も，いまだ運用がうまくいかず，毎日毎日，深夜までオペレーションを考えるも，抜本的な運用方法も思いつかないまま，来る日も来る日も，来院した患者さんの検査データをはがし，スキャンし，紙カルテに記載された患者情報を電子カルテに入力し続けました．例年の8月ならまだ明るいうちに帰宅できるぐらいヒマだったのに…．私は電子カルテの運用に完全に行き詰まっていました．リーダーGと2年目Oも毎日夜遅くまで，その日来院した患者さんの紙カルテ情報を電子カルテに入力しています（新人たちは研修中ということもあり，すぐに帰宅させていた）．
『これ以上は遅くなるから，あとは俺が入力しておくから，もう帰りなさい』
さすがに夜10時以上は2人を残せません．あとは1人でなるべく多くの情報を電子カルテに移し込んでいきます．

　（どうしようこんなはずじゃなかった…．電子カルテ入れなきゃよかった．返金が効くのであれば，今すぐ紙カルテに戻りたい…）

何度も何度も同じ後悔をし，弱音を吐きました．

　（なぜこんなことになったんだ，なぜだ！…坊やだからか？）

不眠とストレスからもともとアトピー体質で，カサカサしていた体が一層ひどくなり，顔はガサガサ，頭皮もボロボロで一気に禿げそうです．

　（このままじゃ，デギン公「機動戦士ガンダムのジオン公国の公王．実の息子ギレンに謀殺される」のような見事なスキンヘッドになってしまうな…．そろそろ病院に行きますか）

第2章　電子カルテ導入の様々な試行錯誤と成果

　皮膚科受診はずいぶん久しぶりです．自宅近くのN市立大学病院皮膚科を受診しました．
　当然この頃はすでに主な機関病院は電子カルテ化されています．
　受診の際，初診のため問診票に記入し，受付に渡しました．
　当然問診票の内容は電子カルテにタイピングで入力されていると思っていましたが…なんと医師の診察の際，よく見ると，クリアファイルに挟まれた私が直接書いた問診票の原本を見ながら，担当の皮膚科医師は診察を開始しました．

　（あれれ？シュライバーか学生が事前に電子カルテに問診票の内容をタイピング入力してないのか？　これじゃあ電子カルテの意味がないのでは…？）

　たまたまだったのか，そういったシステムなのか，今でもわかりません．が，確かに問診票原本をそのまま使って診察をしていました．
　（ズキューン！）ガンダムのビームライフルが脳みそを貫いたのか？　というようなすごい衝撃が，このときボキャブラリー貧困なわが脳を蒸散させるがごとく走り抜けました．

　（あああ，待てよ．別に電子カルテだからといって全てをペーパーレスにしなくてもいいんじゃないか？　そうだよ，N市立大学病院でも問診票をそのまま使用しているんだから，もっと柔軟に活用すれば良いんだ！　ひらめいたぞぉー！！）

　ものすごい思いつきに異常に興奮した私は，皮膚科医師の話も上の空で，診療を受けるとそそくさと退散し，ダッシュで帰宅して，鉛筆をなめなめ，拙い字でプランをノートに書き留めました．
　このN市立大学病院の受診がきっかけで一気に新しいオペレーションを考えつきました．この場を借りて御礼申し上げます．ありがとうN市立大学病院！　皮膚も治りました．

電子カルテ克服は紙カルテの応用にあった!!

　翌日，朝の緊急朝礼で早速自分の考えたプランを従業員全員に話しました．
　『今日から，オペレーションを変えます．まずはこのクリアファイルを紙カルテ代わりに使用します．このファイル1つ1つが患者さんのカルテだと思ってください．そのためこのクリアファイルに患者さんの予約システムで発行された受付番号札をクリップに付けて診察室にまわしてください．初診の方の問診票はもう電子カルテに入力しなくていいですから，このファイルに患者さんが記入した問診票を挟んで診察室にまわしてください．私はこれを見ながら診察を行います．問診票は診察室の医療補助スタッフがあとでスキャンして保存してください．スキャンしても現物は捨てずに，一応5年間倉庫に保存してください．薬剤アレルギーやB型肝炎などの重要事項があればそれのみサマリー（電子カルテの画面トップに出る重要事項を記入する要約欄）に入力をしてください．ただし，忙しければその場でわざわざ入力しなくてもいいです．診察終了後や手が空いたときに手分けして皆で入力してもらえばそれでいいです．また，紹介状・薬剤情報があれば同じくこれ（クリアファイル）に挟んでまわしてください．私も患者さんに渡す書類や説明書があれば逆にこれ（クリアファイル）に挟んで受付にまわします．また再診の方でとくに何も書類がない場合でも，このクリアファイルに患者さんの受付番号札をクリップに付けて診察室にまわしてください．これを従来のカルテと同様に診察室にまわすことで，看護師さんや医療補助スタッフも患者さんの人数などの動向がわかりますし，先に検査がある方やMRSAなど危険情報がある方も事前に受付でこのファイルにクリップでその情報を付けることで診察室の皆が電子カルテを見なくとも，診察前に簡単に患者さんの情報を把握できますので，今後は毎回全ての患者さん1人1人にクリアファイルを用意して，そのファイルに受付番号札を付けて午前診と午後診の前に用意してください．問題点があればまた修正します．質問は？』

　最近すっかり元気をなくし，やや，やつれたリーダーGは，
　「前とほとんど同じやり方ですけど，それでうまくいくんですかぁ？　自信がないですぅ…」

第2章 電子カルテ導入の様々な試行錯誤と成果

『大丈夫だ．脳が爆散するぐらいめちゃくちゃ考えたんだ．絶対今度はうまくいく！（…はずだ）』

看護師たちも電子カルテ導入以降，患者さんの重要情報や事前の検査や処置の項目が把握しづらく，オペレーション上，大変困っていたとのことでしたが，これならわかりやすいと一応賛成してくれました．

私自身が感じていた他の大きな問題点として，患者さんに行った処置や検査，処方薬の入力に時間がかかること（当初はほとんど私が入力していた）や，過去に入力した処置や検査・処方薬の内容がBMLの電子カルテはフォントが変なうえに，さらに行間が狭いため，入力した文字が短時間では非常に見にくく，判断に時間がかかるという欠点がありました．

これについては以前使用していた紙カルテ用紙の処置や検査の記入欄のみ切り取り，私がその紙に診察時に行った検査や処置をボールペンでチェックして，空いたスペースに処方薬も記入することとしました（図9）．横に付けたシュライバーにチェックした紙を渡して入力してもらい，私自身はシェーマを描くことを主な作業として，処置や検査・処方薬の入力作業を極端に減らしました．

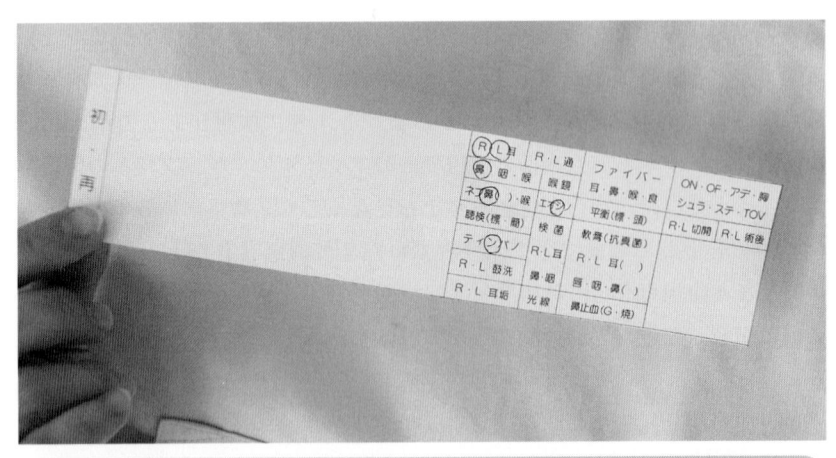

図9 電子カルテに直接書き込むまでの過渡期に利用していた手書き用の紙
これに直接書いてからシュライバーに入力してもらっていた．

しばらくこの作戦を続けていましたが，しかし，これだけでは過去の処置や検査・処方薬はやっぱり見にくいですし，いちいち紙のチェック欄にボールペンで記入することは不効率です．あとのページにも詳しく記載しますが，そこでさらに考えたのが，チェックシートと同じ記入欄をシェーマとして電子カルテに登録して，そこにペンで直接チェックしてしまおう，薬も直接書いてしまおうという作戦でした．

　この案を実行してもらうために，後に再びインストラクターにきていただいて，チェックシートと同じシェーマを作ってもらい，電子カルテに登録することとなります．

　さあ，これで大きな弱点はなんとか克服できそうです．
　逆襲はこれからだ！
　『電子カルテの性能の違いが戦力の決定的差ではないということを…教えてやる！』
　――コージはギリリと歯を噛んだ．

　しかし…残念ながら，数カ月後にさらなるショッキングな出来事が訪れます…．

（私もよくよく運のない男だな）

7. 電子カルテを導入したら平均点数が下がってしまった！

　9月上旬――
　レセプト集計後，リーダーGが報告にきた．
　「院長，8月のレセの枚数は昨年とあまり変わりませんが，平均点数が1割ぐらい下がってました…」
　『んあ？　ああ，電子カルテを入れたばかりだし，新人もまだ慣れていないから，検査を少なめにしたんだ．そのせいじゃないかな？　それに新人が

第2章 電子カルテ導入の様々な試行錯誤と成果

入力したときに，取りこぼしがあったかもしれないなあ…．でも，取りこぼしが本当にあったら困るから，新人が入力するときは俺も気をつけてみて見るよ．君も気をつけてくれ』
「そうですか….わかりました」

　ちょっと腑に落ちない顔をしながらも，Ｇは報告を終えると，レセプトの入ったフロッピーディスクの郵送の手続きを開始した．
　(当時はまだオンラインではなく，フロッピーディスクにレセプト内容を記録して，社保や国保に送っていた)
　私は別段気にとめることもなく，今の電子カルテで患者数が劇的に増える9月下旬の連休明けの外来をどうやって乗り切るか，そればかり考えていた．

　10月上旬──
　レセプト集計後，リーダーＧが少し眉間にしわを寄せながら，報告にきた．
「院長…，レセの枚数は昨年より減っています….それに平均点数がまた1割ぐらい下がっています…」
『え？　まあ，9月上旬はすごく暑くて患者さんも少なかったから，レセは減っても不思議じゃないよ．平均点数が下がったのは…うーん，今回はいつも通り検査をしたし，新人も問題なく入力できていたと思ったんだけどなあ….まあ，たまたまじゃないかな？　…多分．もう少し俺も気をつけて見てみるよ』
「そうですか，それならいいんですが…」
　やや納得致しかねる表情でＧは報告を終えると，いつものようにレセプトを記録したフロッピーディスクの郵送の手続きを開始した．

　11月上旬──
　レセプト集計後，リーダーＧが険しい顔で報告にきた．
「院長，レセの枚数は昨年とあまり変わりませんが，また平均点数が1割ぐらい減っています…」

『ば，馬鹿なぁ！　今回はいつも通り検査したぞ！　いや，プール熱や溶連菌なんかの流行でむしろ多かったはずだ！　なんで平均点数が下がるんだ？　おい，G！　君が新人たちをしっかり教育できず，取りこぼししてたんじゃないのか！』

その言葉にGは一瞬で目に涙を浮かべます．

「ひ，ひどいですぅ…．そんなひどいことを言われるんでしたら，私も今日限りで辞めま…」

『なーんて，ウソだよ〜！　Gちゃん．君たちはよくやっているよー！これは何かの間違い．いや，きっと俺が悪い！　俺が取りこぼしてると思うよ．いや〜ゴメンね〜．俺はまだ電子カルテに慣れてないから〜』

その場はなんとか必死の自虐で乗り切ります．数々の試練ですっかりピエロ役も板につきました．

（あああ…しかし，何が起きたんだ？）

電子カルテ化によって，私自身がその場で処置や検査を入力することもできるので，むしろ紙カルテ時代より取りこぼしは少なくなるはずです．

——紙カルテ時代は医療事務員がカルテを見ながら受付で検査や処置を入力していたので，新人や集中力が欠ける医療事務員が多忙時に入力したとき，入力もれとなっていたことがたびたびありました．そのために，カルテからレセコンへの入力ミスがないか，診療後に毎日私が1人で夜遅くまで紙カルテをチェックしていました．時々喉頭ファイバーや純音聴力検査など高点数の大物が抜けていることもありました——

平均点数が常に昨年より減少しているのはおかしな現象です．

そこでリーダーGと2年目Oに昨年の紙カルテと比べて，電子カルテの検査や処置項目に，以前と違う箇所がないかチェックしてもらいました．

しかし，違いはみつかりません．そこで今度はレントゲンや血液検査のセットメニューのなかで，点数などを間違えてセットした項目がないかチェックしてみました．こちらも問題ありません．2人に他にいままでの経験上，感覚的に何か怪しい点がないか聞いてみましたが，とくに思い当たる点はない

とのことでした．仕方がないので，これはやりたくなかったのですが，診察終了後にその日に受診した患者さん1人1人の電子カルテを1つ1つわざわざ開き，異常がないか，しらみつぶしに毎日毎日夜遅くまで，くまなく見ていきました．しかし，これだけ苦労してチェックしても何もおかしな点はみつかりません…．うーん，謎の平均点数低下現象です．これには本当に困ってしまいました．しかしこのまま平均点数が下がったままの状態が続くと，経営に支障が出てしまいます….

（このままじゃ，経営破綻しちゃうよー！）

非常に狼狽した私はBML担当F氏に連絡し，なぜだかわからないが，昨年までと同じように検査や処置を行い，入力もきちん行っているのに，（昨年と比べて）平均点数の減少傾向が出ている．電子カルテやファイリングシステムなどのリース額が高額でこのままでは当医院は赤字に転落し，私は路頭に迷ってしまう…と，涙ながらに，とくとくと相談したところ大変同情され，それならば一度BMLで1, 2を争う優秀なインストラクターKさんにきてもらい，「電子カルテに問題がないかどうかをチェックしてみましょう」と快く調査を引き受けてくれました．

　　後日，午後の診療後——
　その優秀な女性インストラクターKさんが当院に訪れました．従業員たちが皆帰宅して，やや暗くなった受付に入ると，彼女は早速電子カルテに向かい，キーボードをタンタンと叩きながら，チェックを開始しました．そして1, 2時間経った頃，いったん手が止まります．Kさんは少し首をひねって，またタンタンとキーボードを叩きます．そしてまた，手が止まります．
　今度は眉間にしわを寄せています．

（…どうしたんだ？　持病の神経痛でも発症したのか？）

再び首をひねるとまたタンタンとキーボードを叩きます．しかし，

すぐに再び手が止まります．そして彼女はそのまま凝固しています．
『あのー….何かまずい点でもみつかりましたか？』
私は不安になって彼女に声をかけました．

Kさんは椅子を回転させて，ゆっくりこちらを向きました．なんだか暗ーく，深刻そうな顔をしています（**嫌な予感です…**）．そして彼女は，静かに口を開きます．
「…誠に申し訳ございません，大変な欠陥がみつかりました．電子カルテにプログラムミスがありました…」
私は平均点数の減少の原因はてっきり当医院の入力ミスだと思い込んでいたので，これには少々びっくりしました．まさか電子カルテそのものが欠陥なんてあり得るのか？？？
『あのー…，ミスってどんなミスですか？』
私は努めて冷静に訊ねます．彼女は今にも消え入りそうな声で，
「プログラムの設定ミスでセットアップ時に本来愛知県設定を行うところ，なぜか愛知県設定がされなくて，愛知県福祉医療患者は本来はレセプト併用出力ですが，レセプト単独請求となったために，正確な請求ができない状態となっていました…．本当にごめんなさい」
と，粗相してしまった子犬のような顔をして，申し訳なさそうに答えました．

正直そのときはその報告を聞いても意味がいまひとつ理解できなかったのですが，なんだか想定外の異常事態のようです．
女性インストラクターKさんはひたすら低姿勢でした．当院で働くスタッフたちとさほど年が変わらぬ？　若い女性を責める訳にはいきません．
私は懐の大きいところを見せようと，「社長・島耕作」を気取って優しく紳士的に訊ねます．
『で，結局いくらぐらい点数がもれてたのかな？』
「…100万円以上です」
『冗談ではないっ！』

第2章 電子カルテ導入の様々な試行錯誤と成果

　想定外の金額におもわず本性がむき出しになります．ジェントルマン島耕作は一瞬で消え去り，ただの狭量なオッサンに入れ替わります．衝撃の事実に眼球と歯茎がせり出し，
　『こ，こ，こ，こんなひどいこと，聞いたことない！　た，た，た大変な損害だっ．わ，わ，わ，わかっているよね！　せ，せ，せ，責任者呼んでよっ！』
と喉頭をけいれんさせながら，私は声を絞り出しました．

　後日——
　東京からわざわざBMLの副社長さんが営業所の所長さんと一緒にお詫びに訪れました．副社長さんの説明ですと，どうも電子カルテの出荷時に設定すべきプログラムが設定されず，このようなミスが生じたようです．幸い，レセプトを修正して再請求すれば，請求ができなかった分は取り返すことができるとのことでした．これについてBMLが責任をもって行うとのことでやれやれ…です．
　まあ，重大なミスはありましたが，きちんとした謝罪とアフターフォローがあったので，私はこれ以上責めることなく，この件はこれで終わりとしました（電子カルテの運用で四苦八苦していたのでそれどころではないということもありますが）．
　ちなみに，この恐ろしい設定ミスは他の医院でもあったようですが，当院の事例報告で被害は回避できたようです．結局被害にあったのは当院だけでした…．過去にもこのような事例はなかったようです…．なぜか私には何度も試練が訪れます…（泣）．

　『私もよくよく運のない男だな』

　シャア（機動戦士ガンダムのアムロのライバル）と同じセリフを思わずつぶやきます．

　この事件は，「BMLの電子カルテってひどいよ！」と2ちゃんねるのように騒ぎ立てるために書いたのではなく，電子カルテを導入した場合，PCの

設定ミスでこういう事例も起こり得るということが書きたかったのです．これはどのメーカーの電子カルテでも起こり得ることです．
　電子カルテを導入したら，しばらくは前年同月のレセプトと比較して，何か問題がないかチェックすることは非常に大事です．皆さんへ強くお勧めします．

　さあ，そろそろ電子カルテとの最終決戦です！
　はたして，紙カルテの長所を取り入れたハイブリッド方式はうまくいくのでしょうか？　まだまだ苦労は続きます．

　（今は耐えるのだ．生きてこそ得ることのできる栄光をこの手に掴むまで…）

　——コージは夜空を見つめた．

8. ついに電子カルテ克服！　そして…

　（これはイケル！思った以上にイケルぞ!!）

　クリアファイルに患者さんのチェックイン時の発行札を付けて，仮想紙カルテを作ったことにより（図 10），わざわざ電子カルテを覗き込んだり，シュライバーに患者さん情報を確認しなくても，診察室内のスタッフにもすぐにその患者さんの情報（薬剤アレルギーや B・C 型肝炎，MRSA などの危険情報，事前に行う予定の検査や事前に用意が必要な処置の種類）がわかるようになり，スタッフの動きは格段に良くなりました．
　「次の患者さん，先に聴力検査でーす！　さらに次の患者さん鼓室洗浄でーす！」
　「次に喉頭ファイバーしまーす．準備お願いしまーす！」

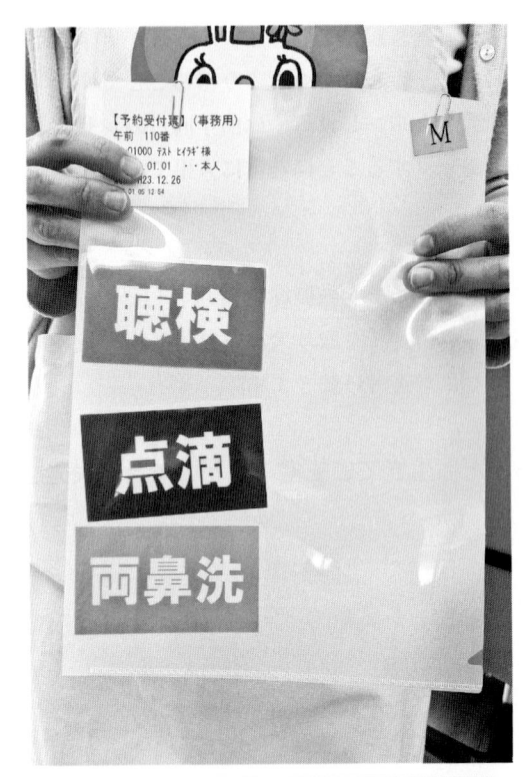

第2章 電子カルテ導入の様々な試行錯誤と成果

図10 当院が利用しているクリアファイル
ここに様々な患者情報を付けることで診察室内のすべてのスタッフに患者情報の把握が容易になった．ちなみに「M」とはMRSAのこと．

(フフフフフッ，圧倒的じゃないか我が軍(わがスタッフ)は)

スタッフたちの以前と同じようなきびきびした動きを見て，私はほくそ笑みました．
　クリアファイルに挟んである情報を1人の診察室内のスタッフが見て，他のスタッフ全員に大きな声で伝えることで，全てのスタッフが次に何を行えばよいのか，すぐに把握できるようになりました．そのことで診療の流れがずいぶん良くなりました．私の診療ペースも自然と速くなります．
　そして9月下旬の連休前に，やっと注文していた小型ペンタブレット型

ノートPC（富士通製　12.1インチ）が納入されました．定価は30万円ぐらいなのに，ソフト代やその他オプション費用が別途必要とのことで，たった1台の増設で合計80万円ぐらい請求されました…（思っていたよりずいぶん高くてさすがにムッとしました）．

　これによりシュライバーとは別々にPC入力ができます．これで理論上は，診療スピードをいままでより格段に速くすることができるはずです．そして実戦のときはすぐに訪れました．

　9月に入っても猛暑のせいなのか，患者さんが例年より少ないため，電子カルテの運用で苦しみながらも，クリアファイル作戦だけではなく，もう必要なくなった紙カルテ用紙を併用したりして，なんとかしのぐことができました（前述の通り，画面に直接全て書く方法を生み出すまでの過渡期は，もう必要なくなった余りの紙カルテ用紙に処置や検査項目，処方薬を記入して，シュライバーに打ち込んでもらうという苦しい急場の作戦をとっていた）．

　そして，涼しくなった9月下旬の連休明け，ついに来院患者さんが急増します．

　（き，きたあ！いきなりすごい数だ…これで本当に大丈夫なのか？？）

　リーダーGをはじめとして，医療事務員たちもその日の朝，予約数の多さに顔がこわばっています．
　おそらく200人前後くるでしょう．看護師たちも落ち着きません．
　「ちょっとぉ，すごい不安なんだけど．本当に今日中に帰れるのかしら…」
　「本当，本当，ビミョー」
　「なんか電子カルテを入れてから，逆に病院（の運用）が悪くなったんじゃないの〜？」
　診察室内のスタッフたちのあからさまな会話が私の耳に入ってきます．

　（くそう…言いたい放題言いやがって….　見ていろ，ここから柊伝説（ひいらぎレジェンド）

が始まるんだ！この運用に失敗すれば紙カルテに戻らなくてはいけないかもしれないんだ．さあ，出撃だ！　コージ行きまーす!!）

　今回は気合いが入っていたのが奏功したのか，その日は思っていた以上にオペレーションがうまくいったために診療が速く進み，午後8時30分頃には診察を終えることができました．

（ワコムのペンタブとは違うのだよ！　ワコムとは!!）

　紙カルテ時代は診療が終わっても，下手をすると1時間以上会計が終わりませんでした．しかし多くの患者さんが来院した今回，診察が終わってなんと10分も経たないうちに，すべての患者さんの会計が終わっていました．

（ううむ，これが電子カルテとやらの性能か…さすがにこれは便利だな）

　しかし，それでも紙カルテ時代よりはずいぶん診療時間がかかっています．1時間に平均20人ぐらいしか診察できていません．これでは年末年始，3月花粉症最盛期の時期では到底通用しません．さらなるスピードアップが必要です．
　クリアファイルによる仮想紙カルテの導入と，私とシュライバー役の医療事務員たちとのPCの分離，この2つの改良だけでは，電子カルテのスピードアップにはまだまだ不足していました．
　その理由は，電子カルテを見ても過去の所見，薬，処置の内容をなるべく短時間で把握し，そして入力するのにまだ時間がかかっていたからです．
　当初，電子カルテが稼働し始めたときは，すべてペンタブレットやマウスで入力していたのですが，処置や薬の入力に時間がかかっていました．
　おまけに過去の内容もこういっては何ですが，BMLの電子カルテはフォント（字体）が他社の電子カルテよりもはるかに見にくく，画面を見ても過去の診療記載内容の把握に時間がかかります．

通常 PC でフォント（字体）は選択できるはずですが，なぜか BML はこの（見づらい）フォントにこだわりがあるのか，何度改良を訴えても変わりません．せめてフォントを選択できるようにはして欲しいのですが…（本を出版すればさすがに重い腰を上げるかな〜？　…ってお役所か！）．

そこで薬や処置の入力，過去の内容把握のスピード化のために考えついたのが，前章で少し述べましたが，薬を全て自分で入力するのではなく，紙カルテのときと同じようにペンで直接 PC に書いて（図 11），シュライバーに入力してもらうという方法です．

これなら紙カルテ時代と同じで過去の記載内容の把握が簡単にすみ，おまけに入力も速くなります．

この案を実行してもらうために，BML に依頼して再びインストラクターにきてもらって，チェックシートと同じシェーマを作ってもらい，電子カル

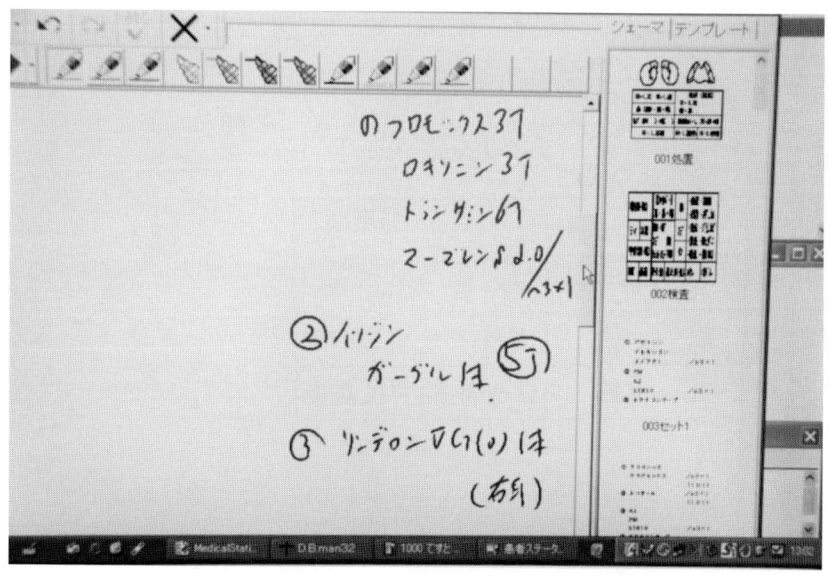

図 11　ペンタブ PC に直接書き込んだ処方内容

このように直接電子カルテの画面にペンで書き込むことで，
診察時間の短縮をはかっている．

テのシェーマ一覧に登録しました．

　診察時にそのチェック用のシェーマを画面に貼り付ければ，処置や検査をいちいち入力しなくとも，処置や検査項目に○をつけるだけで，あとはシュライバーが入力してくれます．

　○だけですので，以前行った処置や検査内容を入力した文字を１つ１つ目で追わなくとも，電子カルテの画面をさっと見るだけで処置や検査内容は簡単に短時間で感覚的な判断が可能です（図12）．

　この方法を考えついた私は，『われながらこれはすごい発明だ．俺ってすごい！　俺輝いているよ!!』と１人悦に入ってました．

　また，大人用の薬でよく使用する薬品類については，セットメニューを作成することで簡単に入力できるのですが，子供の場合は体重ごとにドライシロップなどの用量を変えねばなりません．

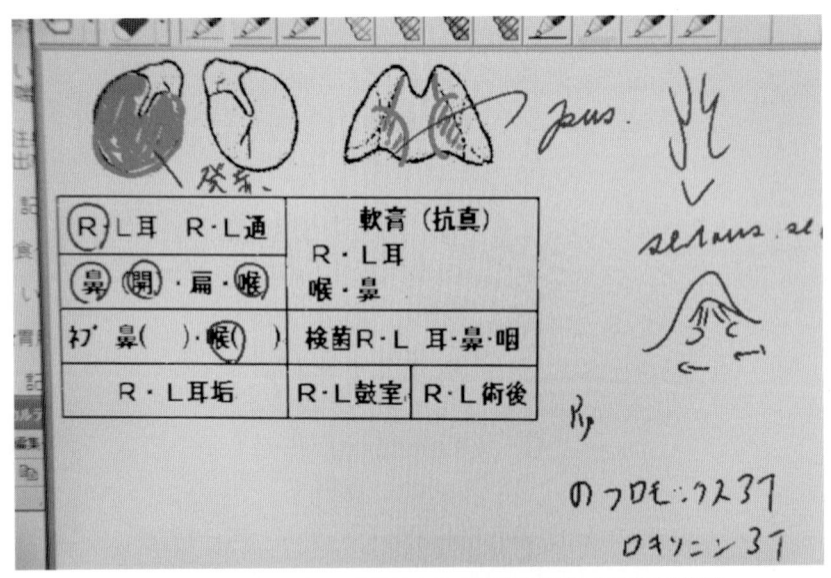

図12　シェーマ化した処置・検査項目表に直接○をつける

シェーマとして作成した処置表に○をつけた項目のみシュライバーに入力してもらう．あとでカルテを見たときにも以前行った処置が見やすい．

おまけに延長保育などで帰宅時間が遅い患児の場合は，1日2回の内服を保護者から希望されることも多々あります．

これを全ていちいち自分で入力していては時間がかかります．

紙カルテ時代に小児用薬は主に使う薬をセットにしてハンコを作り，それをカルテに押して，そこに数値だけを書き込んでレセコンで入力してもらっていました（図13）．

電子カルテ導入当初，薬品名やその容量を全て自分で1つ1つ入力していたのですが，紙カルテ時代と同じ作戦に切り替えました．

ハンコと同じ薬のセットをシェーマにし，小児用薬を処方する際は，そのシェーマを画面に貼り付け，数値を書き込んでシュライバーに打ちこんでもらうこととしました（図14）．

やはり自分で入力するより，シュライバーに入力してもらったほうが，格

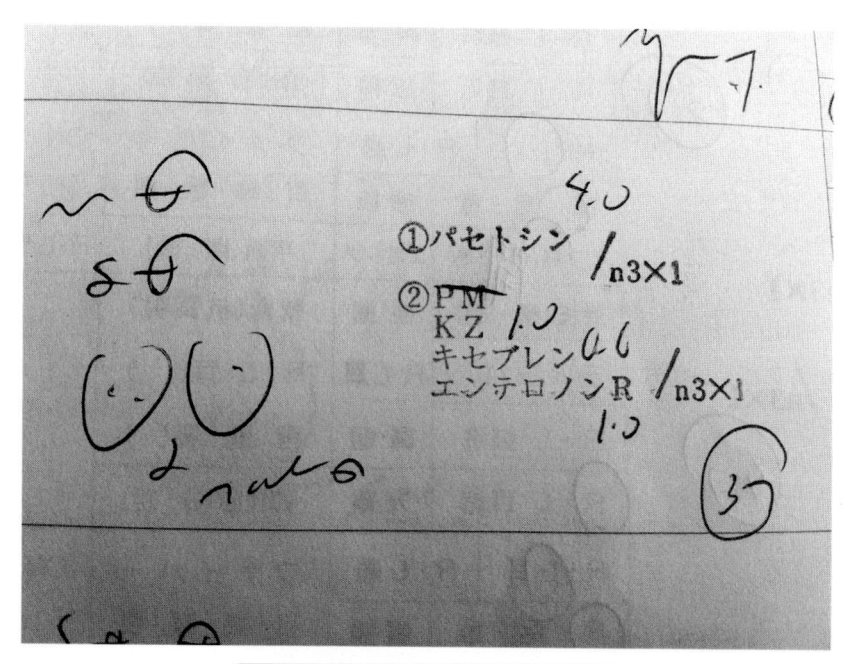

図13 紙カルテ時代の処方の書き方
紙カルテのときはハンコを押してそこに数値を書き込んでいた．

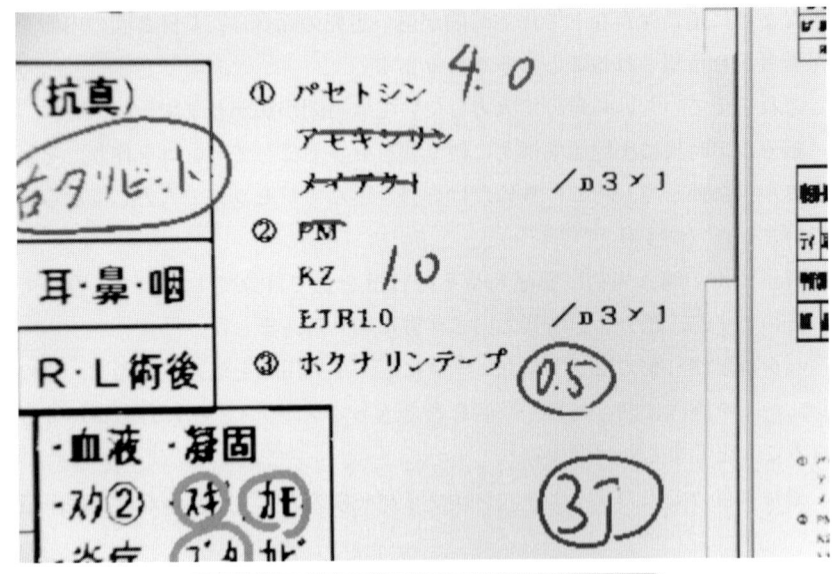

第2章 電子カルテ導入の様々な試行錯誤と成果

図14 電子カルテになっても変えない書き方

紙カルテ時代のハンコと同様に頻用する薬のセットをシェーマ化し，それを画面に貼り付けて数値を書き込んで時間の短縮を図っている．細い数値を書き込むことができるため，小児の体重が変化してもそれに合わせて薬の量を簡単に変えることができる．

段に速いです．

　BMLの電子カルテメディカルステーションには搭載されていないのですが，ラボテックの電子カルテは小児科医と開発した経緯で，小児の処方薬のセットを作っておけば，体重の数値を入力するとセット内容の薬全てがそれに合わせて自動的に用量が変更されるというすごーい機能があります．これは電子カルテのなかでも優れた機能でして，最近の他のメーカーでも同じ機能が搭載されている機種があります．

　この機能があれば私のハンコ形式は必要ないようにも思えますが，医師が使用する薬剤の種類が多い場合はセットメニューがたくさん必要となり，逆にそこから選ぶ作業に時間が取られてしまいますし，セットされている薬剤を一部変更する必要がある場合も少し煩雑で時間が取られます．やはり手書

きしてシュライバーに入力してもらうほうが速いですね．
　もっとも，小児に処方する薬が画一的でほとんどセットの薬しか使わない方は自動変更される機能をそのまま使用されたほうが速いかもしれません（私は小児の症状に合わせて用量を微調整したり，頻回に薬の種類や用法を変更するので，この機能は不都合です）．

　紙カルテ時代と同じようにPCに書き込むことを取り入れたことで，さらなるスピードアップを図ることができました！
　要するに紙カルテ時代と同じスタイルを採ったことが結果として，スピードアップすることができたのです．
　9月下旬の連休明けの大人数（約200人）を紙カルテ時代より1時間以上時間がかかったとはいえ，電子カルテを使って診療を行うことができたことは，私だけでなく，従業員全員にも自信をもたせることができました．

　少しずつではありますが，電子カルテ攻略戦は進んでいっているようです．もっと過去の画面が見やすいように，処置や検査項目に○をつけるだけではなく，画面トップで一番視界に入りやすいサマリー（電子カルテの画面トップに出る重要事項を記入する要約欄）に薬剤アレルギーや持病の他に，過去に行った採血でRAST+の反応が出た項目（スギ，カモガヤ，ヤケヒョウヒダニなど）や，当院で治療を行った耳鼻咽喉科的な疾患（内耳性眩暈症やメニエール病，突発性難聴，低音障害型感音難聴）などの情報も紙カルテから移し，入力していきました．これによって患者さんの診察時に，
　『ああ，そういえば，5年前にも左の低音障害型感音難聴を起こしていましたね．今回の難聴も以前と同じ低音障害型感音難聴の可能性がありますね』などといった会話ができますし，RASTの結果を見ることで，来院時の鼻水が視診だけでは意外と判別が難しい，初期の上気道炎かアレルギー性鼻炎か判別する貴重な情報源となります．もちろん，RASTの結果報告書の原本はスキャンして保存します．
　診察時に一緒に出した，以前の紙カルテを診察終了後に前記のような必要事項だけ入力して，最後に紙カルテ前面に赤字で×を大きくつけて，電子カ

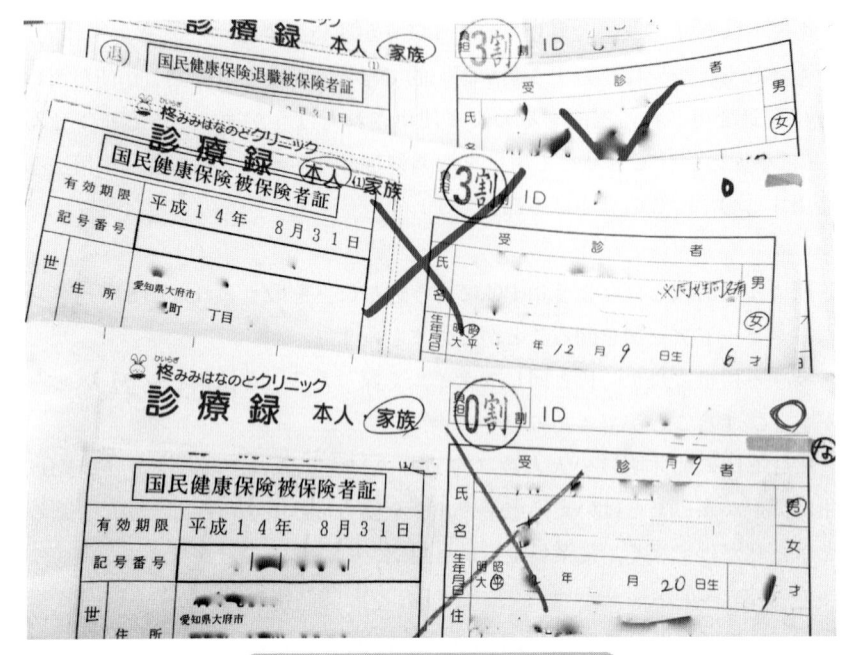

第2章　電子カルテ導入の様々な試行錯誤と成果

図 15　以前使用していた紙カルテ

情報を電子カルテに移行した後は紙カルテに×を書いて入力が済んだことを目印にしている．入力終了後は段ボールにしまって倉庫に保存している（5年間経過後は破棄）．

ルテに情報を移し終えたカルテとして，段ボール箱にしまい，5年以上保存しています．

　紙カルテの中身の情報を毎日移して，貼り付けてある以前の検査データをはがしてスキャンして保存していく（図 15），この作業は電子カルテ導入から3カ月は数も多くとても大変でしたが，リーダー G，2年目 O，新人3人の医療事務員たち5人と私で，毎日コツコツ入力していきました（電子カルテ導入3カ月後からこの作業は極端に減少していきました．4年経過した今は，紙カルテの内容を移していく作業はほとんどなくなりました．5年経過の翌夏には以前の紙カルテをごく一部を除いて全て廃棄し，いよいよ残存紙カルテは完全消滅となり，受付事務のスペースが広々とします）．

　6人でいっぺんにこの作業を行うことで，遅くまで医院に居残ることも

徐々になくなり始めていました．

日に日に，少しずつ電子カルテが成長していきました．

　診察室のオペレーションも，クリアファイルに挟む検査の指示書の色を変えることによって，看護師をはじめとした診察室内のスタッフたちがわざわざ電子カルテを覗かなくても，遠くからでもクリアファイルの中が見えやすくなり，また彼女らが電子カルテに徐々に慣れてきたことと相まって，スムーズに進行するようになりました．一度，波を乗り越えるとあとは比較的順調でした．
　画面に直接記入する方法や，電子カルテを使ったオペレーションは細かい点でまだまだ，改良する必要性がいくつかありましたが，それは毎日電子カルテを使用することで，解決法がみつかっていきました．
　私がとくにスタッフ全員に電子カルテの改良点の指示出しをしなくても，医療事務員たちも自分たちで考えて，自らが簡単に操作できるように電子カルテに入力する薬や検査のセットメニューの組み合わせの変更，新規作成などの作業をサポートセンターと連絡しつつ行ったり，各自の役割分担などオペレーションの見直しや改良を行うことができるようになってきました．

　私を含めて従業員たち皆が電子カルテに慣れ始めてきました．

　途中前述のような，想定外のプログラムミスによる混乱がありましたが，それ以外にはとくに大きな問題はもう起きませんでした．

　電子カルテを導入して4カ月経過した12月末の連休明けに毎年起きる大きな試練がついに訪れます．どこの医院でもそうだと思いますが，患者さんが爆発的に来院されるのです．300人ほど来院されるその日がやってくるのです…．
　これが無事クリアできれば電子カルテの導入は成功です．
　もう，紙カルテへ戻ることをわざわざ検討する必要性はありません．

第2章 電子カルテ導入の様々な試行錯誤と成果

私はこの日を，

『これはア・バオア・クー（機動戦士ガンダムで地球連邦軍とジオン軍が最終決戦を行った場所）だぁ！』

と勝手に呼称し，その日に備えました．
　本当は年末忙しくなる前に従業員たちの前で次のような演説を行いたかったのですが，本当にやってしまうと，彼女たちはドン引きです．また離職されては困りますので，心の中でアジテーションします．

（わが，忠勇なる柊みみはなのどクリニックスタッフたちよ．
　いまや，電子カルテの問題の半数が，わが，電子カルテ克服作戦によって宇宙に消えた．
　この輝きこそ，われら柊みみはなのどクリニックの正義の証である．
　決定的打撃を受けた電子カルテに，いかほどの問題が残っていようと，それは，すでに，形骸である．
　あえて言おう，カスであると！
　それら，軟弱の電子カルテの問題がこのア・バオア・クーを抜くことはできないと，私は断言する．
　電子カルテは，われら選ばれた優良種たる柊みみはなのどクリニックスタッフに管理運営されて，はじめて，永久に生き延びることができる．
　これ以上，戦いを続けては，柊みみはなのどクリニックそのものの存亡に関わるのだ．
　電子カルテの無能なる者どもに思い知らせ，明日の未来のために，われら柊みみはなのどクリニックスタッフは，立たねばならんのである！
　ジーク・柊！）

ギレン（機動戦士ガンダムのジオン公国の総帥．実の父デギン公を謀殺し，

その報いで実の妹キシリアに殺害される）もえらい迷惑ですが，例の名セリフを迷セリフにし，心の中でリフレインさせながら，コージは股間をぎゅっと握りしめた．

　そしてその最終決戦の日――
　患者さんが 280 人以上来院しましたが，なんと午後 7 時 30 分頃には診療が終わりました．これは紙カルテ時代と同じどころか，むしろ早くなっています．それに診療が終了して 10 〜 15 分後に患者さん全員の会計が終了しました．
　紙カルテ時代であれば，会計終了は診察終了の 1 時間以上後になっていたでしょう．
　ああ，これでやっとやっと，紙カルテから電子カルテへの移行が完了です．決戦！と意気込んだその日は勝利？に終わりました．
　どうやらなんとか電子カルテを克服できたようです…．

　（やった，俺は電子カルテに勝ったんだ…電子カルテは 1 日 100 人までの伝説を破ることができたんだ…やればできるじゃないか…こんなに嬉しいことは…ない）

　その後も，電子カルテのセットメニューを変えたり，画面のレイアウトを変えたり，オペレーションを変えたりして，修正を続けていき，1 秒でも診療時間が短縮できるように，トヨタでいうところのカイゼンを続けました．

　電子カルテ導入 1 年後――
　直接記入する処置や検査項目のシェーマをもっと使いやすいように，最後の修正を行いました．この作業には，以前 BML の電子カルテのフェアでお会いしたインストラクター S さんがわざわざ大阪から応援にきてくれました．
　この作業でとりあえず，電子カルテの導入プロジェクトは終了しました．
　電子カルテ導入プロジェクトが始まってから，次々と医療事務員が辞めて

いくなかで，最後まで文句もほとんど言わずについてきたリーダーGと2年目Oに感謝し，2人をねぎらいました．

その頃にはもう，電子カルテの文句を言うスタッフは1人もいませんでした．私自身も，もうすっかり電子カルテに慣れて，電子カルテの操作などに関しての悩みは全くなくなっていました．

悩みといえば，以前と同じようにスタッフなど人の問題とか，経営に関する収益の問題などばかりとなっていました．

1年前の8月は電子カルテのことばかり考えて，"病院に行きたくないよう"病にかかっていたのがウソのようです．

電子カルテを導入してどうだった？　とGとOに聞くと，
「導入してから早く帰れるようになったので，とっても良かった」と言ってくれました．もう紙カルテには戻れないとまで言うようになりました．

辞めていった他の医療事務員たちも，もう少し我慢できたら，導入が良かった，辞めなくて良かったと思ってくれたかもしれない…と思うと，少し残念な気持ちです．

1年に及ぶ試行錯誤，多額の投資．そして…このプロジェクトの間に医療事務員5人，医療補助員1人，看護師1人，派遣社員2名の合計9人（耳鼻科スタッフのおよそ2/3）が辞めてしまいました．

結果的に予想をはるかに上まわる，かなりの痛みを伴う大イノベーションとなりました．

　　その後——
BMLの担当F氏が経過を見に訪れた際，当院の電子カルテの異常に速い診療ペース・オペレーションに非常に驚き，「1800件ほどBMLの電子カルテを導入している医院（2007年当時）があるが，耳鼻咽喉科を含め，電子カルテを導入した医院で，医師1人でこれだけ多くの人数を速くこなすところはいまだない」と，そして「この当院のケースを本部に報告する」とやや興奮気味に話されました．

——後に実際に当医院が2011年12月発売の文藝春秋や2012年3月に

発行の季刊学術誌「Vita」に掲載されることになる——

　さらにその後——
　F総研メディカル部門から当院の電子カルテの運営を一度見てみたいとの連絡と，今年開くセミナーでこの電子カルテのオペレーションについて講師として話して欲しいとの打診がありました．

　痛みを伴っただけの成果は出たようです．
　電子カルテの導入は多くの犠牲を払うも大成功でした．

『フッ，全て終わったよ…からっぽさ』

　——コージは大の字になって青空を見上げ，目を閉じた．

9. 電子カルテ恩讐の彼方に——電子カルテ導入1年半後——

　2008年秋——
　F総研耳鼻科セミナーで耳鼻科開業医の先生方の前で電子カルテの講演を行うこととなりました．
　多くの医師の前で講演するのは地方学会以来で久しぶりです．

　まずは自分の紹介と自院の説明のあと，電子カルテの導入のきっかけ，導入したことで従業員が崩壊したことや，高額の投資をして導入したのに失敗しかかって，自分も精神的にずいぶん参ってしまったこと，悩んでいるうちに電子カルテをうまく扱う方法をひらめいたこと…結果，電子カルテの導入に何とか成功したことや自分が使用している電子カルテの導入のメリットやデメリットについて，やや緊張しながら語っていきました．
　ちなみに講演のなかで語った『50歳以上の方には電子カルテ化は不向き』とのコメントは今でもF総研のセミナーで使用されています（笑）．

第2章 電子カルテ導入の様々な試行錯誤と成果

　1時間30分ほど不慣れな講演をしたあとの質疑応答で――
「大変参考になるご講演ありがとうございました．先生はかなりご苦労されて，電子カルテを導入されたようですが，そこまでして導入されたその理由と，また電子カルテを導入したことでの一番のメリットについてお教えください」

『理由ですか…．そうですね，世間では1日あたりの人数が多い医院は，紙カルテからの電子カルテ化は不可能と言われていたので，あまのじゃくの私は，だったら自分がその常識を覆そうじゃないか，やってみようじゃないかとムキになってしまったからといったところでしょうか．そして，一番のメリットはそうですね…』

　――コージはここで少し考えてから，

『そう，とくに何の特徴もないフツーの開業医の私がここで講演できたことですね！』

　――と，にやりと笑って答えた．

第3章
電子カルテの選定時のポイント

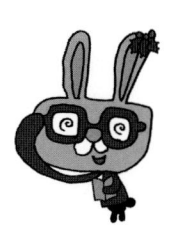

1. 値段やメーカーで決めずに自分の診療スタイルに あった機種を選ぼう！

電子カルテを導入する際,誰もがまず考えるのは,「まずは値段が安いもの！」だと思います．
電子カルテはかなり高価なモノが大変多いです．
とくに大手はレセコン機能と合わせ,平気で1台あたり,ウン百万の請求をしてきます．
原価は数万円,高くても10万円ちょっとのはずなのに….
開発したソフト代が高いからとの説明ですが,到底納得できず,今でも見積額を見るたび,怒りに震えてしまいます．
ただ,薬局や,歯科に納入されるこの手のPCでも同じような価格設定ですので,開発費やサポート体制のためにはある程度高価な価格設定にしないと業者としてもやっていけないのでしょう．
安価なモノもありますが,デジタルレントゲン,ファイリングシステム,予約システムなどとの連動性が不安定だったり,またPCに明るくない方は門前払いだったり,内科・小児科向けで耳鼻咽喉科,他マイナー科には不向きな機種などが多いようです．

そこで,私の場合は値段はわりきって,学会で見てこれだと納得した機種を第一として,またデジタルレントゲンやファイリングシステム,予約システムと連動性が良ければ,あえて似たような性能やシステムの他メーカーの機種とはほとんど比較検討しませんでした．

第3章 電子カルテの選定時のポイント

　値段交渉のために何カ月もいろいろな機種を見比べたり，わずか数万円の値引きをするために何度も交渉をするのは，時間の無駄だと思ったからです——実際に見積って比較してみても，大きな差は出ません．当初安くみえても，オプションやメンテナンス・サポート費用等々を加えていくと結局ほぼ横並びです．ただし，ダイナミクスのみ飛び抜けて安いです（笑）．もし明らかな差が出た場合も「A社はこの値段だからこの値段と同じにしてくれたら購入するよ」と言っておけばほぼその値段になるケースも多々あります．とくにシェア争いの激しい首都圏など——

　機種を選別している間にもどんどん紙カルテが増え，後々その情報をまたいちいち電子カルテに移していたら，自分や医療事務員たちの人件費を考えると結局高くつくと思ったからです．

　営業マンを脅したり，おだてたりしてがんばって値引きした数万〜数十万円は簡単に吹っ飛んでしまうと思ったのです．

　また，いろいろ見ているうちに自分の性格を考えると『やっぱ電子カルテダメだわ〜』とモチベーションが下がるのも懸念されました．

　電子カルテを入れると決めたら，もう熱い気持ちで勢いで，躊躇せずにすぐ実行し，"自分に合っている，これなら良い"と思った機種なら値段をあまり気にしない，迷わない．少しの値引きをするためにわざわざ多くの時間を割かない．たとえ電子カルテの値段が安くとも，操作性が悪かったり，サポートが悪ければ，運用中に多くの支障が出て，ストレスになり，結局高くつくのであえて検討しない．

　これは当時自分がそう考え実行したことですが，今でも正しかったと思っています（でも時間に余裕があるのであれば，やはりゆっくり検討したほうが良いと思います．ただ検討している間にどんどんPCの性能やソフトが変わっていき，さらに迷ってしまう可能性もありますが．笑）．

　私は電子カルテはBML，デジタルレントゲンは富士フイルム，画像ファイリングは3Zの「EzCap2」を導入しました．予約システムはアイアコスの「受け付けテルミー2」です．これらのシステムは価格的にはとても優れているとはいえません．むしろ当時としては高い部類に入ると思います（図

16, 図 17).

　ただ, BML の電子カルテにはペンタブ機能が付いていたので, とくにシェーマが必要な耳鼻咽喉科の私には最適な機種でしたし, そのシェーマ機能に関しても導入した頃は全く問題ありませんでした（ただ, 現在は他のメーカーのシェーマ機能でより優れたものが多くあります. 最近発売の BML の新型機種も営業マン曰く, "シェーマが現行機種より良くなった"とのことですが, これに関しては操作していないのでよくわかりません).

　また, レセコンと一体型なので, シュライバー（書記）や受付の電子カルテがダメになっても私の PC で会計ができますし, もし将来来院される患者さんが少なくなっても, 自分 1 人でその場（診察室内）で診察のみならず, 処方箋発行や会計もできます（よくよく考えるとワンマン仕様でなんだか怖い医院ですね. そこまでひどい状況になったら, 廃業しろっていわれてしまうかな. 笑).

　さらにインターネットを使った遠隔操作が可能なサポートシステムがありますので, 途中 PC に何かトラブルがあっても, 自分たちがとくに何もしなくとも遠隔操作でサポートセンターが全て作業してくれるのは, 私たち医院スタッフの作業時間が必要なくなるため, 無駄なく大変助かります（ただし, ハードが壊れた場合は, 残念ながら出張できてもらわなければなりません…). 電子カルテ導入以前の紙カルテ＆レセコン時代はトラブル発生のとき, いちいちサポートセンターに電話して, 指示を聞きながら, 従業員が自分で PC を復旧していましたので, 大変煩わしかったです. しかも 1 台ですので, 復旧中は会計がストップします.

　デジタルレントゲンの富士フイルムのシステムは BML やメディコムなど大手の電子カルテとの連動性が良いですし, 画像ファイリングの 3Z の EzCap, アイアコスの予約システムは以前から当院に入っていたので, 私も従業員も操作に慣れています. もちろん BML との連動性もばっちりで, 手を煩わせることはほとんどありません（これらもメジャーな電子カルテならほとんど連動します).

　PC 好きで PC を使うことが大変楽しい方, また Windows 系 PC に詳し

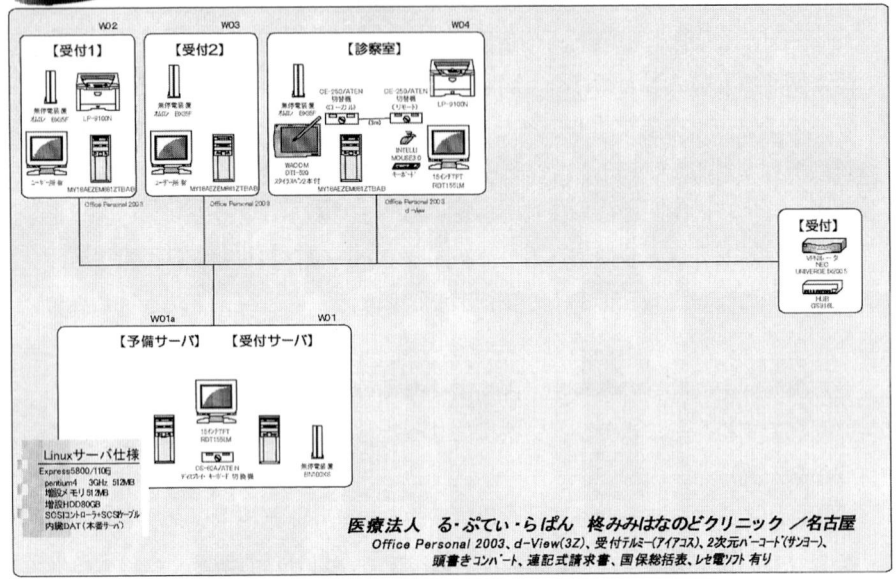

第3章 電子カルテの選定時のポイント

図16 当院の電子カルテ導入初期構成図（失敗例）

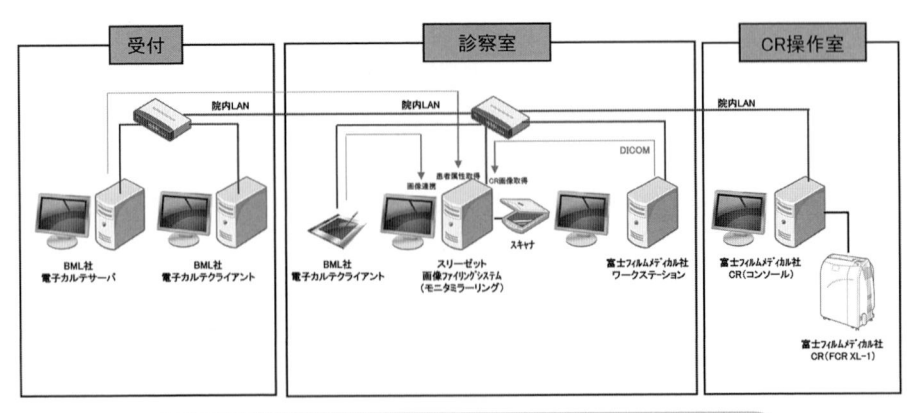

図17 当院の初期の電子カルテとデジタルレントゲン，画像ファイリングシステムの構成図

くトラブル時の修復もシステム構築も全く苦にならない方（Mac OS の電子カルテは存在しないので，Mac ユーザーは PC の知識があまり役に立たない…），トラブル発生時の対応で自分や従業員の労働時間や人件費が気にならない方は別として，あまり PC に詳しくなく，トラブル発生時の PC 修復を苦痛に感じる方はあえて値段で考慮しないで，自分が使ってみて，操作性・連動性が良いもので検討し，選ばれることをお勧めします．

　また，たとえ医師自らがその電子カルテおよび周辺機器のシステムに満足し，苦にしていないとしても，医療事務員をはじめ，従業員たちが不便に思う場合はやはり最適な機種とはいえないと思います．

　医師のみならず，従業員も含めて操作が煩雑でないと感じる電子カルテとその周辺システムが良いと思います．

　電子カルテを導入されている医院で最近よく聞くのが「ダイナミクス」というものです．Windows PC に精通している方が導入されているケースが多いようです．

　私が導入するときは，すでにダイナミクスが存在していて，私の友人の開業医もこれを導入しようとしていましたが，「PC に詳しくないととても無理だよ．メンテナンスも自分でやらないといけないよ」とのアドバイスで，これは PC がダメダメの自分にはとても無理だと判断し，将来性や値段的に非常に魅力的ではありましたが，残念ながら導入には至りませんでした．ダイナミクスは現在，自分の好きなパソコンを使うことができ，またソフトの値段も安く，デジタルレントゲンや画像ファイリングと連動できるようで本当に素晴らしいと思います．

　耳鼻咽喉科医院でもよく採用されているようです（私の知り合いの先生方で一番多く導入されているのはこの機種です．皆さんとても PC に詳しい方ばかりです）．ただ残念なことに前述した通り，私にとっては大きな欠点があります．PC に詳しくなければならず，さらにメンテナンスも自分で行う必要性があり，それにシェーマが描けないんです…．私の診療スタイルでこれは致命的です（ホームページにもダイナミクスはパソコン操作に慣れていて，入力や設定など業者任せにせずご自身でも行うウィルとスキルをおもち

の方，医療事務，会計，レセプトの業務を事務員任せにしない方…etc に
しか向いていないと書いてあります…ああ).

　シェーマを描く機能も工夫すれば連動できないことはないようですが,「運
用上かなり厳しい…」(使用されている先生談) ため，この電子カルテを使
われている先生方はシェーマはもう描かない！(描けない). とわりきって
すごく速いタイピングで所見を全て文字で入力されています (私には不可
能…).
　多忙で医師が入力できない場合はシュライバー (電子カルテの書記係. ク
ラークと呼ぶ先生もいます) が入力しているケースが多いようです. 画像所
見が必要な場合は電子スコープの画像をファイリングシステムで保存されて
います.
　値段も安く魅力的な電子カルテだと思いますが，診療スピードを上げる際
に短時間に文字だけで患者さんの過去所見を正確に把握することは私には相
当厳しいお話です (PC のメンテナンスはもっと無理です…).
　しかし必要だからと患者さん全員の各所見を電子スコープを使っていちい
ち画像を保存していては, 紙カルテのときより膨大な診察時間を要します(待
ち時間があり得ない時間となり, 当医院の場合,「いつまで待たせるんだあ！」
とおそらく待合室で暴動が起きます).
　また死ぬほど速いタイピングを要求されるのも, Windows の苦手な私が
Windows PC に精通する必要性がある点も私には敷居が高すぎます….
　なんだかダイナミクスの揚げ足を取ってしまい (使用されている開業医の
皆さんごめんなさい), BML を持ち上げているようですが, 本書は特定のメー
カーをあげつらう卑劣なノウハウ本ではございませんので誤解なさらぬよう
にお願いします (笑).
　たとえシェーマが描けない電子カルテであったとしても, 私はもともとほ
とんどシェーマを描かない方には全く問題ないと思います. むしろコストパ
フォーマンスを考えるとすごく良いと思います——紙カルテにシェーマはほ
とんど描かず, 主に処置や処方, 検査の種類しか記入しない方, シェーマを
記入したくとも多忙で描けないぐらい患者数が多い医院さんには, ある意味

最適かもしれません．

　逆にシェーマが描ける電子カルテはシェーマが必要ない方にはオーバークオリティです．
　シェーマが描ける電子カルテは大変高価な機種（業者が開発しているので納得できないぐらい高価）が多いので，わざわざシェーマが描ける電子カルテを多額で購入するぐらいなら，医師が開発して仲間同士で話し合いができるフレンドリーで安価なダイナミクスのほうが最適だと思います．

　紙カルテにシェーマを描くスタイルの方にはやはりシェーマが描ける電子カルテが必要です．
　BML 以外にもユヤマ，メディコム，ラボテックなど他にもたくさん種類はありますので，値段は別として，まずはご自分の今の診療スタイルに合ったものを選んだほうが良いですね．
　とくにユヤマ，メディコム，ラボテックの電子カルテのペンタブは，現在私が使用している BML の電子カルテ（メディカルステーション）のペンタブよりシェーマの色づけが簡単ですし，メディコムはさらに最初からペンタブに入力してある定型のシェーマはカラフルで綺麗です．これは患者さんにカルテを見せる場合にもわかりやすく，とても良いと思います．
　ただし，これら大手の電子カルテはシェーマは描け，メンテナンスも業者が行ってくれますが，大変高価な費用（見積りを見ると「うっ…」とぁめくような額）を要求されることとなります．
　このように電子カルテの現状は値段が安ければ，メンテナンスが自分もちで，医師の手を煩わせない比較的便利なものはかなり高価です．
　まさに「帯に短したすきに長し」といったところで，値段が安くてサポートバッチリのメーカーは皆無です．
　ほぼ究極の選択となりますが，どちらを選ぶかは先生方の考え，懐具合，Windows PC の習熟度，診療スタイル次第です（私は苦渋の決断で後者です．笑）．

第3章　電子カルテの選定時のポイント

　値段が安くとも，操作性が煩雑なものは私のようにPCが苦手な方には不向きです．
　また，「いままでのレセコンと同じメーカーだから…」とか「機能は劣るが値段が安いから…」との理由だけで自分の診療スタイルに合っていない機種を選ぶのもお勧めできません．
　まあ，最近はどの大手メーカーも電子カルテの性能が似てきて（お互いに良いところをマネし合っている…），以前ほどの差はなくなってきていますが（苦笑）．

2. サポートは超重要！

　パソコンに詳しくない方，またある程度詳しくても診療が忙しくて自分自身がメンテナンスに時間を割くことができない方は，値段よりもサポートを重要視したほうが良いと思います．
　たとえ安価な電子カルテを導入しても残念ながら安いのはやはりそれなりのサポートです．前述の通り，私は医師や医療事務員の手を煩わせるような機種はお勧めできません．
　また当たり前ではありますが，安定的に長期サポートしてくれる会社を選ぶことも重要です．
　以前倒産した電子カルテの会社があったようです．
　恐ろしいことです．これでは，その後大変な苦労をすることになります（私の知り合いの先生で，某ベンチャー企業の電子カルテを導入し，後に倒産の憂き目に遭い，電子カルテの内容の移行もサポートもされず，苦労された方がいらっしゃいます）．
　長い目で見て，少なくともリースが終了するまでの最低5, 6年は続きそうな会社を選びましょう（まあ，本当は永続していただかないと困りますが）．

　私はBMLを選んだのですが，その理由は主力の検査業務で十分な利益があり経営が安定していたこと，当時は電子カルテ市場でシェアNo.1（その

後首位から転落し，2位となる．現在はメディコムが1位）で多数の電子カルテ導入実績があり，他のシステムとの連動，またソフト自体も安定していて，なおかつ診療報酬改定にもちゃんと対応できていたからです．

　メディコムは当時電子カルテはセパレート型がメインのために，レセコンと合わせるとBMLの一体型より高価なうえ，私が使っていた予約システムやファイリングシステムとの連動性も不安定で使いづらく，さらに親会社（三洋）の経営が不安定で身売り話も出ていたので候補から外しました（ただ，現在はパナソニック傘下になったので今後は安心かな？）．

　友人が導入したダイナミクスは，PCに精通していないと扱えないうえ，問題発生時に自分でほとんど全てメンテナンスを行う必要があるとのことで全く検討しませんでした．日立の支援もなくなった現在，今後の診療報酬改正のときのサポートも私はちょっと不安です．

　（少し厳しく書いてしまいましたが，本当はダイナミクスが個人的には一番好きです．医師が開発とのことで，同じ医師としてのよしみもありますし，値段も他社製品に比べて圧倒的に安くて本当に良心的です．シェーマが描けるようになり，PCに詳しくない人でも扱えるような簡単なシステムになって，サポートが充実すれば最高の電子カルテです．それなら間違いなく購入します．進化するその日を待っています）．

　BMLの電子カルテは当初に思っていたより高額でしたし，購入話をもちかけても，対応がメディコムと比べ正直な話，いまひとつだった…ので，少し迷いましたが，後々のことを考え導入を決意しました．

　その後いろいろと問題点が出たときや，2診体制の開始でシステム再構成が必要なときに，担当F氏が親身に手助けしてくれたので，当初はものすごく導入したことを後悔しましたが，サポートが大変良く，今では導入して良かったと思っています．

　電子カルテを買い取って使いたい方もいらっしゃるかもしれませんが，所詮PCですし，ほぼ毎日使用するので5，6年が寿命です．5，6年も経てばスペックも相当落ちますので，とりあえずリースにして，可能であればリース終了ごとに新機種に変えていくほうが良いと思います．

第3章　電子カルテの選定時のポイント

　電子カルテはPCですので，残念ながらトラブルは必ず起こります．そのときに診療や会計が止まっては医師のみならず，患者さんもスタッフも相当ストレスが溜まります．とくに花粉症で耳鼻咽喉科が混雑する3月など繁忙期にトラブルが起こると大変です！

　（患者さんが待合室で「いつまで待たせるんだ！」と暴れだすかもしれません．笑）

　いまだに当院でも原因不明のマイナートラブルが，多くはないものの，時々発生しています．ほぼ私と医療事務員たちで対応可能ですが，忙しくて修復が面倒くさいとき，自分たちの手に追えないそのときにサポートセンターに電話すれば，あとは自分や医療事務員たちが何もしなくても，遠隔操作で修復してもらえます．

　診療中，もしトラブルが電子カルテ1台に発生しても，導入した機種がレセコンとの一体型であるため他に数台ある電子カルテで診療や会計を問題なく続けることができます．まあ，私の電子カルテが異常をきたすとシェーマが描けなくなりますが…．

　（ただし私の診療用電子カルテがトラブルで長時間停止することはいまだに一度もありません．時々フリーズはしますが，一度シャットダウンして再起動かければすぐに元通りです．5，6分程度の中断ですみます．ただ，花粉症の時期はそのたった5，6分の中断すら，待合室の患者さんからものすごいプレッシャーをかけられます．笑）

　また，その他に電子カルテ内の薬，検査セットの内容や診療用アイテムの変更が必要な場合も電話して変更内容を伝えておけば，昼休み中や午後の診療後に修正してもらえます．これは大変便利です．

　私たちはほとんど手を煩わせることがありません．

　BMLの良い点はサポートがかなり充実しており，結構夜遅くても，サポートセンターにつながります．また，本来はつながらない時間外や休日でも担当営業マンに事前に連絡すれば，サポートが可能です．ほぼ，年中無休で24時間サポート可能なのか？　と思われるほど，応対してもらえるのはす

ごく便利です．これだけは強く褒めておきましょう．

　もちろんサポート料金はかかりますが，ひと月で1台につき1万円程度です．自分や従業員が電話片手にサポートセンターに聞きながら修復する手間や，よんだ電子カルテの業者がくるのを待っていて，復旧が終わるまでずっと付き添う無駄な時間（従業員の時給）がなくなるので，トータルでは明らかにトクをしていると思います（もっと安いとさらに良いのですが．たとえば3台目からは半額とか…なんか大阪のタクシーみたいですなあ．新型機種ではかなり安くなったようですが，具体的な金額は不明です．プレスリリースの価格は3台で毎月38,000円とのこと．うーん，いままでとあまり変わりませんなあ．以前より安くなると聞いていたのですが，ちょっと期待はずれです）．

　ハードが壊れた場合はさすがに遠隔操作で修復という訳にはいきません．そのときは営業マンやシステムエンジニアなどに直接きてもらうことが必要です．当院の場合はそのときも営業所が比較的近くにあるため，いつでもすぐにきていただけることもありがたいですね．いつでも嫌がらずにすぐきていただけることは今後のサポートのうえでやはり重要です．

　予約システムの「受け付けテルミー2」のアイアコスさんは通常は予約システムに何か異常が発生すると，電話連絡をすぐにしてくれます（インターネット経由で異常がすぐに感知できるシステムとなっている）．遠隔操作で修復していただけますが，ハードが壊れた場合は，早い場合ですと，なんと浜松から根性でその日のうちにきてくれます…（あっぱれです）．

　ファイリングシステムの3Zさんは電話応対ですが，対応はやはり丁寧ですし，デジタルレントゲンの富士フイルムさんも営業所が近いためすぐに対応していただけます．

　当院ではサポート（遠隔操作）をスムーズに行ってもらうため，光回線を引きました．「そんなの当たり前だろ」と言われそうですが，4年前の当時

は電子カルテの遠隔操作はBMLではISDN回線が主流でした．今では考えられないですが，1800件ほど電子カルテが導入されていましたが，安いからとの理由で光回線はほとんど導入されておらず，当院が2件目でした….

今ではさすがに光も多くなってきているようですが，まだ全体の5，6％とのことです（少なすぎです…なぜだ？）．

光回線は，ソフトのダウンロードや遠隔操作のサポートも速いので，今後は光回線を積極的に導入することをお勧めします．（可能であれば電子カルテ専用とオンライン請求兼自分や従業員のパソコン，さらには光電話・光テレビも考慮し，2本引きましょう）．

光回線であれば現在導入が進みつつある，採血などの検査結果がオンラインで取り寄せができるようになります．

サポート体制は今後電子カルテシステムを維持するうえでかなり重要なので，自分が開業している地域を加味して，サポートが充実しているメーカーや機種を選択することをお勧めします．サポートについてあまり乗り気でないメーカー「トラブルが発生したときは我々が直接くると時間もかかりますし，出張費がかかることもあるので，電話していただいたほうが早くて便利ですよ」的なことを言う会社は要注意です！

3. 従業員にも簡単に扱えるように

電子カルテを導入する際に医者自身が気楽に操作できる機種やシステムを組むことは大変大事ですが，もう1つ忘れてはいけないことがあります．**それは従業員も簡単に扱え，なるべく早期に習熟できる機種を選定し，システムを組む必要性があります．**

当院では身から出た錆ではありますが，一番大事な電子カルテ導入時期に**ベテランや中堅の事務員の半数以上がいなくなる**という不幸にあいました．
（皆さんはこのような悲劇はないようにしましょう）

そのため電子カルテを導入し，システムやオペレーションを構築しながら紙カルテや旧レセコンからの移行を行い，さらに同時に3人の新入事務員を教育していくという，アクロバティックな電子カルテ導入となりました．

また，電子カルテ導入の際に辞職せず，残った事務員は2名だけでしたので，当院の規模では電子カルテ導入時に必要なスタッフ数としてはとても足りませんでした．そこで私自身が医療事務員として会計や処方箋出力，レセだし，病名入力等々以前のレセコンのときに自分自身が全く関わらなかった操作方法までインストラクターに教わりました．

しかし，逆にこの経験が役に立ち，新人たちを，

『病名入力はそこをクリックして．薬はそこのテーブル（よく使う項目のみの編集ページのこと）から出して．指示書はそこをクリックして！　違うよ！　何やってんの!?』

といった感じで教育することができました（でも結構大変でしたが）．

ホント，何が幸いするかわからないものです．

選定した電子カルテは一体型のため，私自身が使う電子カルテにもレセプト機能があります．そのためいままでレセコンを使うことが全くなかった私でも，レセプト機能の操作方法を習っていたことで，新人たちに教育することができたのです．導入した一体型の電子カルテは新人たちをすぐに戦力化することに大変役立ちました．また教えることで，私自身も電子カルテの操作に習熟することができました．

当院では電子カルテは受付に4台，診察室内に3台あります．

それぞれは一体型で独立しているため，たとえば新人が診察室内で私のシュライバー（書記）として横で入力していても，受付の電子カルテでベテランや中堅事務員が新人の入力した項目に間違いがあれば，すぐに確認修正ができます．

なお余談ですが，電子カルテ導入時は何かおかしな入力があった場合，いちいち受付から確認のために事務員が診察室内にくるという不効率な問題がありましたが，現在はインカム（イヤホンマイクやヘッドセットを取り付けた同時通話が可能なトランシーバー）を用い，やり取りしていて，わざわざ

診察室内に確認にくることがほとんどなくなりました．

　歯科医院ではインカム導入は一般的になっていますが，耳鼻科開業医では全く見かけません（導入したのは当院が初めて？）．

　電子カルテを導入していなくとも非常に便利なツールですので，受付と診察室が離れていたり，建物が大きいためにスタッフ同士がすぐに連絡が取りにくい医院では，インカム導入をお勧めします（知り合いの耳鼻咽喉科開業医の先生方にお勧めしたところ，すぐに広まりました）．

　複数の電子カルテの運用によって，二重，三重のチェックが可能となり，処置や検査の入力ミス，使用禁止薬剤の処方ミス，病名もれなどが格段に減りました（まあ，全くなしとはなりませんが…）．

　またチェック機能が同時進行で常に働くことで，新人も「ミスがないように」とびくびくして，ゆっくりゆっくり紙カルテとにらめっこして慎重に入力することがなくなり，結果として一人前の医療事務員になるスピードが紙カルテ時代より速くなりました．

　紙カルテ時代はレセコンに1人で打ちこむシステム（後期は1台増設し2台体制として，多忙時は2人で同時に入力していました）にしていたため，チェック機能が働かないため，多忙時はチェックがほとんどできず，新人が入力したあとはかなりのミスがありました．しかも気づくのはかなりのあと，レセプト請求書作成のときになっていました．

　まだ，あとに気づけばまだ良いほうで，レセプトのときも間違いに気づかず，結果的に請求もれも多数ありました（泣）．

　電子カルテ導入当初は私もいろいろとレセ部分の操作ができたものの，新人を含めた医療事務員たちが自分たちで全てできるようになった頃からほとんど操作に関わらなくなり，そして今では多くのレセプト機能の操作方法はかなり忘却してしまいました（笑）．

　でも，これで良いと思います．ある程度電子カルテの運用がうまく軌道に乗れば，あとは全て医療事務員たちに任せてしまったほうが，私自身の労務も減りますし，彼女たちを育てる意味でも必要だと思います．

　ちなみに電子カルテ導入前後に入った新規の医療事務員（全員医療事務の

経験がないド素人）は4人いましたが，そのうち3人は今でも活躍中で，全員教育係としてそのあとに入った新人たちを教育しております．彼女たちは紙カルテ時代の診療は全くわかりません．ですので，電子カルテでの診療スタイルが当たり前なのです．もし紙カルテに戻したら，すごく嫌がるでしょうね．おそらく全員離職します（笑）．

一度電子カルテを知ってしまうと医療事務員たちはその便利さから，もう紙カルテに戻れない．それが紙カルテの診療スタイルです．

　デジタルレントゲンとファイリングシステム，予約システムは連動するものの，残念ながらこれらのシステムも時々トラブルがあります．しかし，それぞれのメーカーさんには前述の通り，サポートセンターがありますので，ファイリングシステム以外はほぼ従業員がトラブル発生時，とくに私自身が何か指示など出さなくとも事務員たちの判断で，サポートセンターに連絡し，各自で復旧させています（ファイリングシステムだけは画像が絡むため，消してはいけない画像が消えてはシャレにならないので，これのみ私自身でサポートに直接電話して復旧させております）．

　当院の場合は，システムがやや複雑なわりにはトラブルが起きたとしても，サポートセンターがあることや，電子カルテおよび周辺機器がハード，ソフトを含めて比較的安定していて，さらに操作方法も容易なため，あまりPCに詳しくない医療事務員たちでも簡単に修復することができます．

　医者だけが電子カルテシステムに詳しくて，医療事務員や他のスタッフたちがさっぱりの独りよがりのシステムでは，トラブル発生時に自分1人で復旧することになります．これではいつまでたっても，自分の労力が減りませんし，スタッフたちもシステムの環境や操作方法を学ぶことができず，いつまでたっても育ちません．なるべく医院の皆が操作できるようにわかりやすく簡単なシステムを組み，対応できるようにすることは電子カルテシステム構築には欠かせませんし，医院の発展にもつながります．

4. たとえ1人になっても使えるものを…

　なぜ私が電子カルテをセパレートではなくレセ機能のある一体型にしたのか，その理由はたまたま選んだ機種が一体型だった…というのが大きな理由です（ああ，皆さんそんな目で私を見ないでください！　心折れそうになります）．

　すいません，実はあまり考えずに決めた電子カルテがたまたま一体型だったのです…．フツーはもっと詳しく調べ，検討しますよね．

　正直入れた当初はあまりメリットがわかりませんでしたが，セパレートタイプですと，レセコンも購入しなくてはならず，結果的に高額となることやレセコンが壊れると電子カルテのみでは運営上支障が出る，入力して修正が必要な際にいちいち再度受付からチェックインしてカルテを開かなければならない…などのデメリットが後々やっとわかるようになりました（笑）．

　ただ，電子カルテ機種の選定時にBML営業マンに一体型電子カルテの説明を聞いているとき，一体型というのは私にとって非常に都合がいいのでは？　と思いました．

　――その理由は，
　（電子カルテを入れればもう，今後引退までずうっと電子カルテになるだろう．今はけちょんけちょんに言われているけど，この手の電子機器は進歩が驚くほど速いので，いずれ性能が格段に上がり，便利なツールとなり，導入することが当たり前になるだろう．電子カルテにレセプト機能があれば，1台でカルテ記入だけでなく会計までできる．将来，年を取ったら，患者さんも激減し，従業員もいなくなり，私と女房2人だけで細々とやることになるかもしれない…．そのときに備え，今から一体型の電子カルテに慣れておけば，将来爺医になっても役に立つかもしれない）．

という消極的というか悲観的というか，まあ，そんなことを思ったのです．

誰もがたどる現象？　ですが，フツーの開業医が高齢になると後継者がいない場合は，開業して何十年か経過すると，患者さんが減少し，そして従業員もほとんどいなくなる．しかしそこで電子カルテが一体型であれば，診察室で受付から会計までほぼワンマンでできるかもしれない…（歯科医院では実際にワンマン診療は時々あります．耳鼻咽喉科では聞いたことがないですが．笑）．実際にできるかどうかは別として，これは良いなあと思ったのです．

電子カルテがセパレートですと，レセコンは受付に置くことになるでしょうし，そうすると診察直後に「やっぱり点鼻薬はいりません」という患者さんからの気まぐれな要望が出た際も修正のために，いちいち受付に行かなければなりません（もしくは医療事務員が報告のために診察室にくる必要性がある）．
　人員が少なくなった場合はちょっと不便かな？　と思います．
　もしレセコンを診察室に置いたとしても，入力操作が二度手間になるので，結局一体型のほうが便利だと思います．
　ただ，好みの問題もありますし，医院の運営方法も各医院によっていろいろなので，一体型が良いか，セパレートが良いかは一概にはいえないですね．
　リースの関係などもあり，現在あるレセコンをそのまま使用したい場合はセパレートが良いですね．
　もちろん当たり前ではありますが，**レセコンと相性が良いものを選びましょう**．メディコムなどはレセコンに連動するセパレートの電子カルテがあるため，値段はずいぶん高いようですが，相性は間違いありません．日医標準レセプトソフト「ORCA」との相性が良いものも現在は多数あるようです（NTTのFuture Clinic 21ワープなど）．
　ただ，たとえ同じメーカーでも，セパレートから一体型に切り替えようとしても，電子カルテ内に入力されているデータが名前やカルテ番号以外は移行できない場合もありますので，その点はご注意ください（他社製品の場合は100％移行が不可能です）．

ただ，費用的な面や連動性などから主流は一体型になってきているようです（電子カルテで売れている上位の機種は全て一体型）．

今だけではなく，かなり先の医院経営も見据えて，自分が良いと判断された電子カルテを選ばれると良いと思います．

第4章
電子カルテ，紙カルテのそれぞれの長所を採用した診療スタイルについて

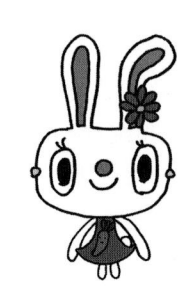

1. すべてを電子カルテに頼らず，紙も使おう！
（ハイブリッド方式導入のお勧め）

　電子カルテを導入する際に大きく失敗してしまったことは，導入したら全て電子化しなくてはいけないと考え，紙の完全廃止（ペーパーレス化）を実行しようとしてしまったことです．

　電子カルテになれば紙は全て廃止し，全てを電子化する．しかし実際はスムーズな運営を考えると，とても無理でした．

　導入する前までは電子カルテの画面上にデジタルレントゲン・ファイバーの画像も，血液検査・聴力検査など全ての検査のデータも，予約システムの状況もぜーんぶ出せる！　と大きな勘違いをしていました．

　導入が決まってから実は血液検査以外全て出せないことが判明という大失態です…．まあ，私らしい結末ではありますが．

　一般の開業医で電子カルテ導入の際にここまでひどい準備不足な方は私以外にはいないと思いますが，電子カルテに対して全く知識のない方は一応お気をつけください．

　ただ，聴力検査データ，デジタルレントゲンが電子カルテの画面に全てを出せないことは周辺機器との連動性やPCの性能上，やむを得ないとは思います．

　しかし，納得いかないのが細菌検査とその感受性が電子カルテの画面に簡単には出せないことです．

電子カルテ導入前までは当然画面に出せると思っていたのに，なぜか紙で送られてきます…．

（現在のところ，血液検査はフロッピーでデータが送られてきて，電子カルテに直接インストールすれば，全てのデータがいっぺんに入力され画面に簡単に情報を出せます．未設定のため当院の場合はオンラインではまだ不可です）．

細菌検査だけが紙で送られてくるのはおかしいと BML に抗議したのですが，他のメーカーの電子カルテでも一緒とのことでした．
『ホントかなあ…？』と疑って，実際に調べたら…なんと本当でした．
理由は個人の機密情報で扱いが難しいとか，細菌検査は感受性があるため，タイムラグの関係でフロッピーでは渡せないとか，細菌検査のみ結果は検査員が手書きで報告するから…など各電子カルテメーカーの営業マンがいろいろ言ってましたが，本当の理由は誰に聞いてもいまだによくわかりません．**(不思議です…電子カルテの怪です)**．

——素人考えですが，紙と同じ報告書を PDF 形式（Adobe Systems 社によって開発された，電子文書のためのフォーマット，レイアウトソフトなどで作成した文書を電子的に配布することができ，相手の PC の機種や環境によらず，オリジナルのイメージが劣化しないためにほぼ正確に再生することができる．暗号化などセキュリティの設定ができるため安全性が高い）にしてフロッピーで届けるか，オンラインで送信して電子カルテで開けるようにすれば良いだけだと思うのですが…．電子カルテメーカー側にやる気がないのでしょうか？——

そのため，『これでは何のための電子カルテなのかわからない．ペーパーレス化のためになんとかしてくださいよ！』と強く迫ったところ，当院は光回線で契約しているため，試験運用中ではあるが細菌検査を行っているラボに直接アクセスし，インターネット経由でデータを見ることならできるとのこと．ただし，担当 F 氏は「まだこのシステムは未完成で，あまりお勧めできないのですが…」と一応忠告されました．

しかし私は，『何だやっぱりできるんじゃないか．なぜ大事な情報をこそ

こそ隠すんだ』と憤慨しながらそのソフトを強引に導入することにして，サポートセンターに依頼し，遠隔操作で早速インストールしてもらいました．
　そして使用を開始したのですが…，これがもう，とてもとてもひどい代物でした．セキュリティが厳重なため，パスワードをいちいち打ち込んで3分以上もかけて細菌検査を行うラボに手間ひまかけてネット経由でアクセスするも，なんと5回のうち4回ぐらいはなぜかアクセスが拒否されます．

（なんじゃこりゃー！！）

　細菌検査のデータを患者さんに報告するために『ちょっと，待っててね』と言ってそれから3分以上かけてラボに直接アクセスするも結局つながりません…．『ごめんね．なんか回線の調子が悪いみたい．また今度結果を報告するね（汗）』といろいろ言い訳をしなければいけません．どひんしゅくです．これではとてもとても使いものにはなりません．F氏がお勧めできない理由がよくわかりました．

（ソフトは無料でしたのであきらめも早くつきましたが，もし有料なら暴れます）

　仕方がないので，結局細菌検査に関してはいままで通り，紙で送ってもらって，例のクリアファイルに挟んで受付からまわしてもらい（図18），患者さんに結果を報告後にスキャンして画像ファイリングシステムに保存しておくこととしました（紙の報告書は当然ですが，2年以上は倉庫に保管します）．
　最近はインターネットを使用した細菌検査結果の閲覧も改良されてもっと便利になったとのことですが，この苦い経験があるため今でもこのシステムは使用しておりません．

　余談ですが，BMLの検査結果は今でもフロッピーディスクで送られてきますが，他の大手検査会社であるファルコはユヤマの電子カルテと組んでインターネット経由で簡単に電子カルテへデータの送信ができるようになったとのことです．BMLも新型機種で光回線を引いているのであれば，オンラ

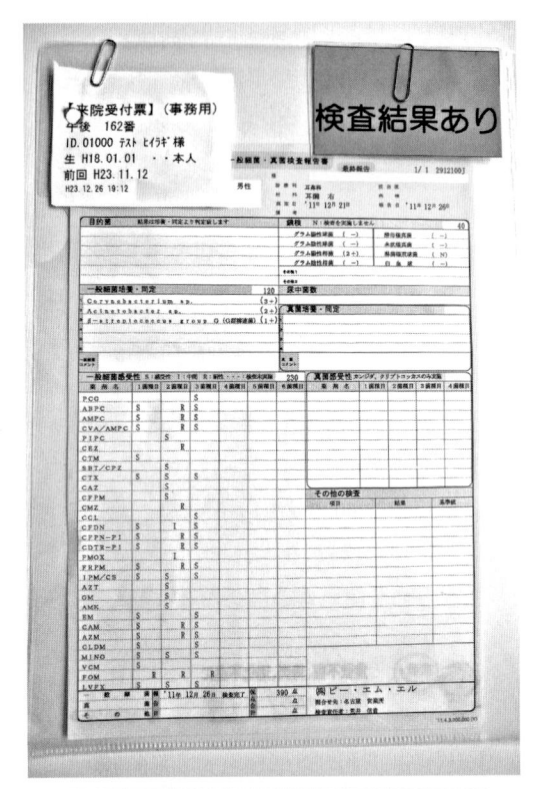

第4章 電子カルテ，紙カルテのそれぞれの長所を採用した診療スタイル

図18 紙で送られてくる細菌検査の結果

患者さんに見せたあとでスキャナーに画像として取り込む．細菌検査のみ電子カルテ上で表示できないので，クリアファイル入れて診察時に患者さんに報告している．その後，スキャナーでファイリングシステムに保存．

インで検査結果を取り寄せることができるようになったようです．ラボテックはほぼどの検査メーカーでもオンラインで取り寄せOKです．便利でとても良いシステムです．今後他の電子カルテや検査会社でも同様のシステムができると良いですね（ただし細菌検査だけは，ダメです…．やはりいまだに紙で送られてくるようです．なぜだ？　もう訳がわかりません！）．

そして問診票も大きな問題でした．前にも書きましたが，これもスピード診療の際の大きなネックの1つでした．

すべてを電子カルテに頼らず，紙も使おう！

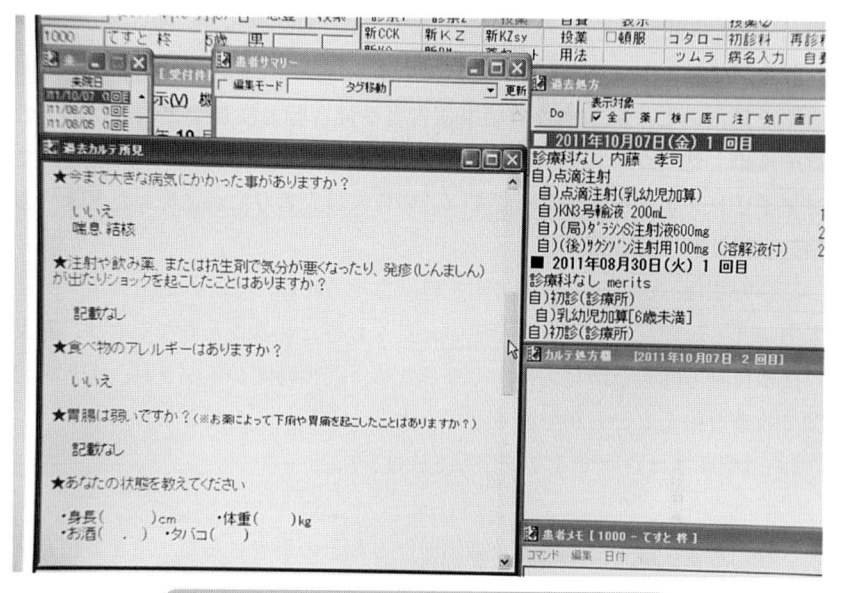

図 19　見にくい電子カルテに入力された問診票
わざわざスクロールさせないと問診票すべてが見えないうえ，独特のフォントと画面配置で見づらい．

　患者さんに書いてもらうときは紙の問診票に直接ボールペンで記入してもらうのですが，当初はその内容を全て受付の電子カルテにいちいち医療事務員が入力していました．

　入力したデータ（来院の理由となった症状や過去の病歴，喫煙歴や現在の内服の種類，妊娠の有無など）が電子カルテの画面で見えやすければ何の問題もないですが，BML こだわりの文字，配列のせいでかえってすごく見にくいです（図 19）．

　おまけに医療事務員が問診票の内容を全て入力するのに時間もかかり，患者さんをその分余計に長くお待たせすることにもなります．

　これではペーパーレスになったとはいえ，デメリットのほうが大きく目立って，メリットはほとんど目立ちません．

　そこで導入したのが前述の通り，大学病院で偶然見かけたクリアファイル

を利用した方法です．

　問診票は記入後にそのままクリアファイルに挟んで，診察時に私がその問診票を見たあと，細菌検査の結果報告書や純音聴力検査などの検査結果のロール紙，他院からの紹介状などと同様にやはりスキャナーで読み込んでファイリングするという方法です（この作業は患者さんが途絶えたときや診察終了後に行っています）．

　この方法は，医療事務員の労働を軽減させるだけでなく，電子カルテへの入力時間も短縮し，患者さんをその分長くお待たせすることもなくなり，おまけに私自身も問診票が見えやすくなるため，問診時間が短縮され，より短時間で診察を終えることができるという大きなメリットができました．

　（問診票原本は倉庫で5年間保存します）

　また，たとえば止血が困難な鼻出血など救急の患者さんで，急ぎの紹介状が必要な場合でも，キーボードでのタイピングによる紹介状の作成は時間がかかるため，無理にキーボード操作することなく，従来通り紙の紹介状にボールペンで書いて患者さんにお渡しして，すぐに紹介先に受診してもらっています（図20．紹介状の写しを他の結果用紙と同様にあとでスキャンして保存します）．

　音声入力システムがあれば，紙に手書きせずとも簡単に作成できるように思われますが，意外と変換ミスもあり，完全無修正（AVみたいですな）での紹介状作成は困難です．修正に時間を取られて，結局自分でタイピングしたほうが速くなります．また医師がしゃべったことをシュライバーにタイピングしてもらう方法もありますが，タイピングミスはやはり出現するので同様です．

　また音声入力システムは10万〜30万円するので，あまりお勧めできません．導入した医院も当初は使用していても，だんだんと不便な点が目立ち，結局使用しなくなっていき，最後は無駄なオプションとなるパターンが多いようです．

　それに音声入力システムが正確に反応するように，シュライバーが聞きと

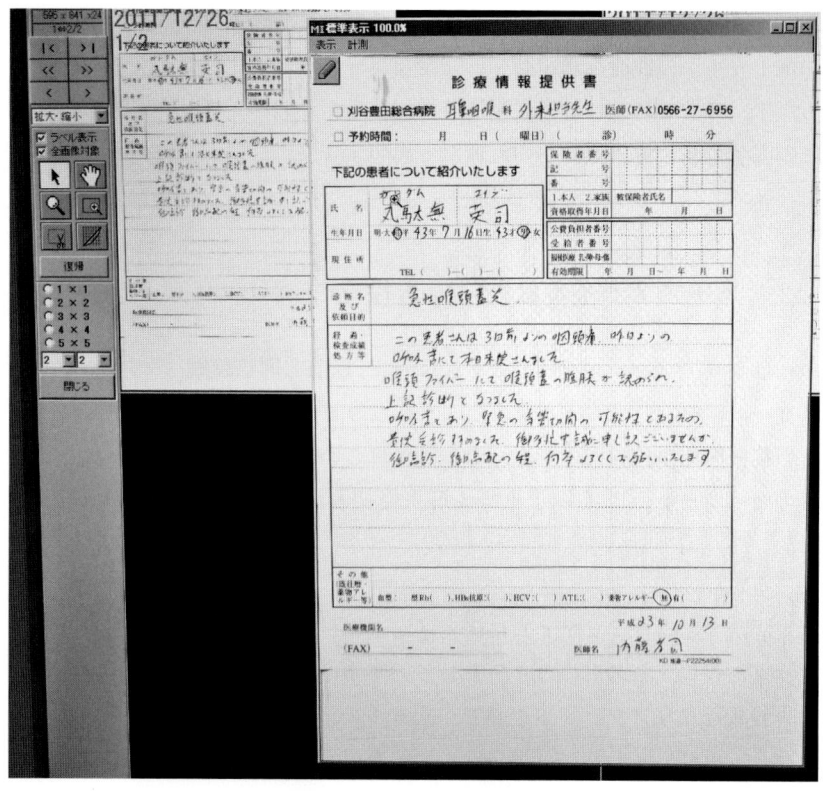

図20 手書きの紹介状

書いたあとでスキャナーで画像として取り込む．救患の紹介状はタイピングだと時間がかかるので，手書きで作成し，あとでスキャナーでファイリングシステムに保存する．

りやすいように医師がはっきりと大きな声でしゃべることは，診察室内に他の患者さんがいる場合は個人情報漏洩となり好ましくありません（普通の耳鼻科開業医では運用上の問題で，中待合室やネブライザー室へ会話が全くもれない完全遮音された個室の診察室のところはいまだ少数です）．

結局電子カルテになったからといって，わざわざいままでの診療スタイルを変えて完全なペーパーレス化を図ることは，PCの性能や運用上困難とい

うだけでなく，スピード診療の妨げとなるため，やめたほうが良いですね．
　電子カルテの性能を過信せず，完全なペーパーレス化に対してこだわりをもたず，必要であれば紙も従来通り併用する．このハイブリッド方式が開業医の電子カルテ導入成功への近道だと思います．

2. クリアファイルはとっても役立つ

　私はクリアファイルを使うことによって，以前と同じ診療ペースをつかみ，スピード診療を行うことができるようになりました．
　当院の医療事務員だけでなく看護師をはじめとした診察室内のスタッフたちのオペレーションも電子カルテ導入当初と比べてずいぶん改善されました．

　当医院ではクリアファイルに患者さんの当日の予約システムの番号札をクリップで付け，その日のカルテとしています（図21）．
　一般的なクリアファイルなので，紙カルテと違い，カルテ棚から探して出したり，再びカルテ棚に「番号順」や「あいうえお順」にしまう必要性がありません．
　クリアファイルは透明なので，新規患者さんの初診時問診票を挟めば，いちいち電子カルテにその情報を入力しなくとも，診察時に問診票をちらっと簡単に見ることができるので診療ペースが上がります．
　患者さんが直接書いた問診票を見ることはとても大事でして，その字を見ることで患者さんの病状を判断できることもあります（筆圧が弱くて字がとぎれとぎれなら，症状が重いのか？　と判断し，枠を大きくはみ出して，ひどく乱れて書いてあれば，この人なんか違う意味で危険！とか．笑）．

　またお薬手帳，薬剤情報紙，他院の紹介状やその検査結果，学校からの病院受診おすすめ用紙，障害をもつ患者さんや，親御さんが病院に直接くることができないために祖父母など代理人に渡したメモ（保護者が書いた病気の

クリアファイルはとっても役立つ

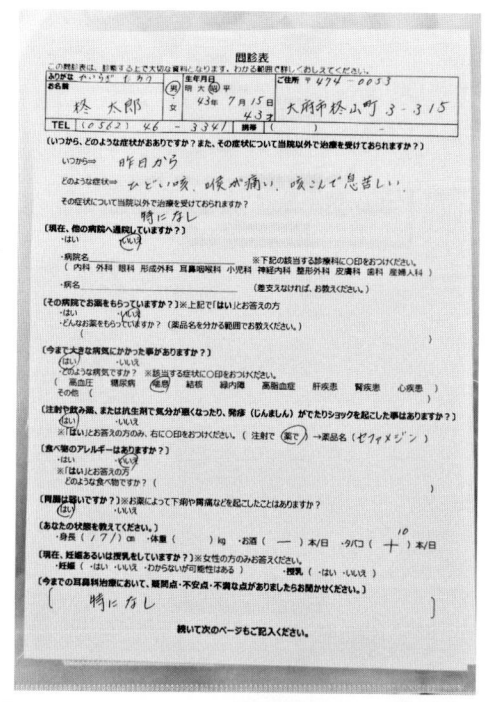

図21 クリアファイルに挟んだ患者さん直筆の問診票

電子カルテ上の問診票は見づらいので，従来通り紙の問診票をそのまま診察時に使用することにした．片手でこの問診票を見ながら患者さんの顔を見てさらに詳しい問診を行うことができる．

経過の手書き書），電子カルテに直接取り込めない細菌検査とその感受性の結果用紙，受付でトラブルがあった患者さんのクレームカード（当院独自のもので，患者さんが受付で何らかの理由で診察前にトラブルを起こした場合，事前に把握するためのもの）など何でも挟んで，診察室にまわせます（図22）．

なお，電子カルテにお薬手帳の内容や持参した手書きメモなど全ての情報を短時間で入力することは不可能ですし，入力できたとしても，診察時にかえって見づらくて，あまり意味がありません．とりあえず，クリアファイルに挟んで，診察室にまわしてもらいます．

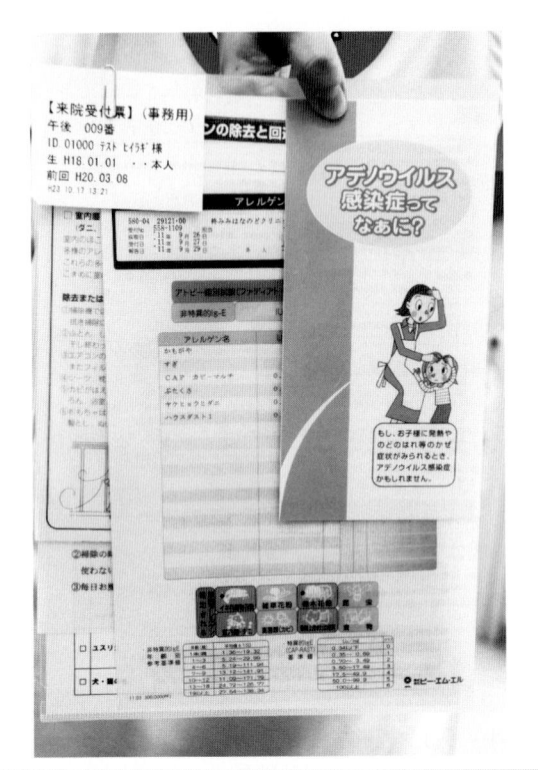

第4章　電子カルテ，紙カルテのそれぞれの長所を採用した診療スタイル

図22　クリアファイルに種々のツールを挟んだところ
クリアファイルに患者さんから提供された紹介状や他院の検査結果を挟んで診察時に使用したり，診察後に患者さんに渡す検査結果やツールを入れたりする．

　また，診察後，そのクリアファイルに患者さんから提出された登校・登園許可書，診断書など私が記入した書類や，患者さんが罹患した病気の説明書なども挟んで受付にまわすことができます．

　紙カルテと違い，年々分厚くなることもありませんし，買わずとも，薬のプロモーションや講演会の案内の関係などでMRなど各医療業者さんからただでたくさん貰えます（せこい話ですいません．まあ，購入したとしても金額的にたいしたことはありません）．

　診療が終わったあとは，番号札を取り外して，次の患者さんの番号札を付けたり（図23），患者さんがいなければ，棚にしまいます．もちろんクリア

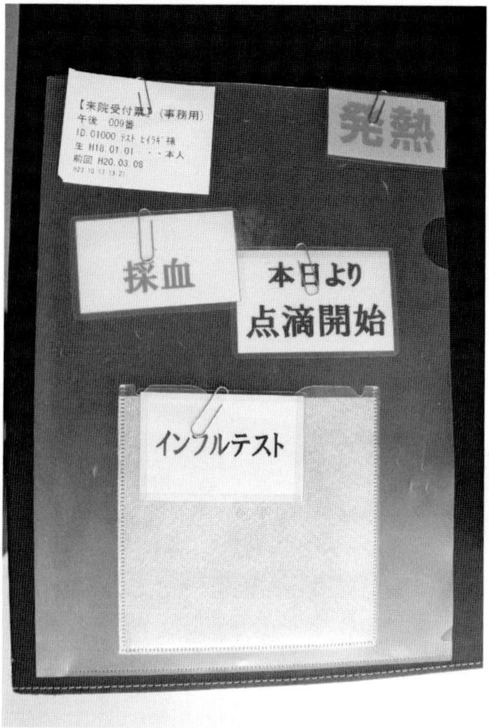

クリアファイルはとっても役立つ

図23 クリアファイルにとり付けた指示カード
クリアファイルに写真のように様々なカードを付けることで，たとえ電子カルテでも画面を見ずに受付・診察室内のスタッフ全員が短時間で患者情報を共有することができる．

ファイルは私や職員の間での書類受け渡しなど通常の使い方もしていますので，一石二鳥です．

　クリアファイルは2,300枚もあれば十分です．

　(ポケット付きは受付番号札や診察カードなども挟むことができてさらに便利です)．

　クリアファイルに挟んでおいた，初診時問診票をはじめ，全ての紙の情報は，診察の合間や診療後に全てスキャンして，画像ファイリングシステムに取り込んでおります (図24)．

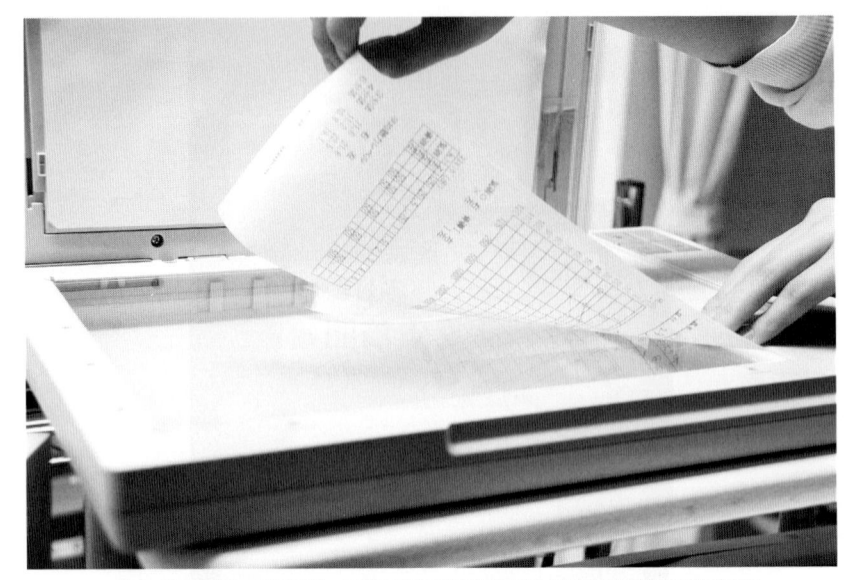

第4章　電子カルテ，紙カルテのそれぞれの長所を採用した診療スタイル

図24　紙で出力された検査結果をスキャナーで取り込むところ
診察の合間や，終了後に行っている．

　スキャンが終われば，お薬手帳や薬剤情報紙，他院での検査結果など，患者さんにすぐに返還しなくてはならないものは，紛失するといけないので，その場ですぐにスキャンしてお返しします．

　初診時問診票，紹介状などの紙は5年間倉庫にまとめて保管し，問題がなければ処分の予定です．細菌検査の結果は2年間保存後，やはり処分します（処分してもファイリングシステムに原本と同じものがスキャンしてその後も保存され続けますし，電子カルテにも結果は記載してあるので問題ありません）．

　当医院のように紙カルテをクリアファイルで代替えし，仮想紙カルテを作り上げると，スムーズな診療の手助けとなりますので，電子カルテを今後導入する方のみならず，すでに導入していても診療スタイルに行き詰まりを感じている方は是非試してみてください．

3. 処置や薬の内容は入力ではなく直接書いてしまおう！

　電子カルテを導入された多くの方は患者さんの主訴，所見などカルテ記入に必要な一般的な記載事項の他，処置や検査，薬などほとんど全てタイピングで入力されていると思います．

　もちろん私と同じようにペンタブレットでシェーマを描いている方は大勢いると思いますが，そういった方でも処置や薬などはキーボード操作で直接自分で入力されている場合が多いようです．

　ただ，自分で入力をする作業が1つでも増えればその分診療時間が余分にかかります．

　前回と同じ所見，処置，薬であればもちろんDoで簡単に入力できるでしょうが，耳鼻咽喉科は小児や感染症の患者さんが多いため，慢性疾患でない限り所見は常に変わりますし，薬の変更も頻回にあります．

　そのたびにいちいちタイピングしていてはいくらブラインドタッチなど高速タイピングができたとしても，カルテ記載の速度としては紙カルテには到底かないません．

　電子カルテを導入したら，タイピングを速くしなければいけないんだ！そのためには猛練習だ！　指でひとつひとつ打つなんて恥ずかしいぞ！　…といった風潮がありますが，おかしな話だと思います．

　患者さんの命を救うための救急蘇生術の猛練習，糸結びが速くなるための猛練習等の医療行為として素早く動く練習はもちろん医師としては必要です．

　しかし，そもそもコンピュータープログラマーでもない医師が高速タイピングの練習が必要なのでしょうか？　もし高速タイピングができたとしても，PCの画面ばかり見ていることになります．

　よく聞く話ですが，これは患者さんに「私の話よりPC入力が大事なの？」と思われてしまい，マイナスイメージだそうです．

　一生懸命やっても，マイナスイメージでは全く意味がありません．

　私の場合は，S・O・A・Pを全てペンで手書き入力しています（図25，

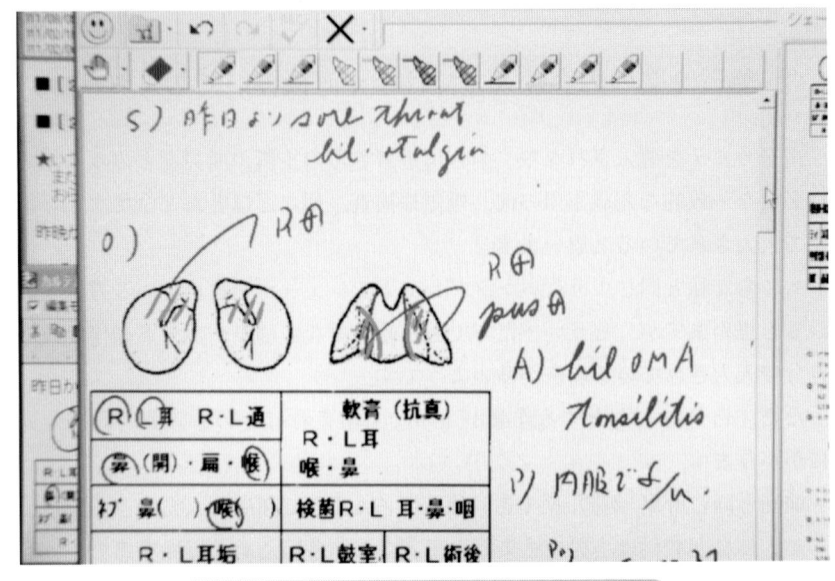

第4章 電子カルテ，紙カルテのそれぞれの長所を採用した診療スタイル

図25 電子カルテのS・O・A・Pは手書き

S・O・A・Pはタイピングせず，全て手書きである．これで診療ペースが速くなる．

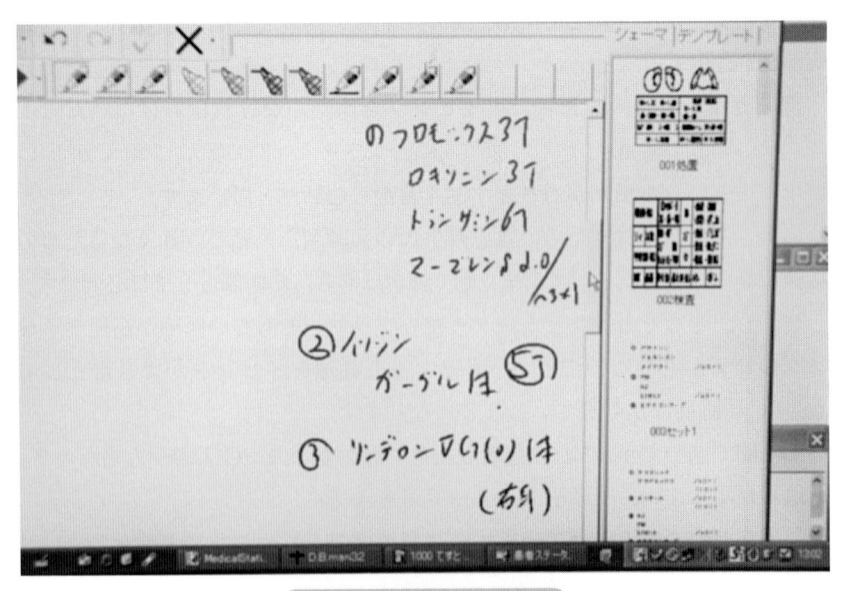

図26 手書きした処方薬

セットメニューになければ処方内容も図のように手書きする．

118

処置や薬の内容は入力ではなく直接書いてしまおう！

図26）．

　PCの認識性能がいまひとつで，ペンタブでの記入は紙に記載するより字が少し不鮮明ですが，十分書き込めます．

　この方法ですと，従来の紙カルテと同じ要領ですので，患者さんの顔を見て，話をフムフムと聞きながら，片手でS・O・A・Pを書いています（画面を見ずに書くと字は汚くなりますが…）．

　さらに薬もセットメニューになければ，画像のようにそのまま書き込んで，横にいるシュライバーに打ち込んでもらっています．

　また処置や検査もタイピングせず，画像のようにあらかじめ作っておいた，処置・検査表に○で囲み，やはりシュライバーに打ち込んでもらい（図27），なるべく自分は電子カルテの薬や処置の入力作業は行わないようにしています（夏場は患者さんが劇的に少ないので，暇つぶしに自分で打ち込んでいます．笑）．

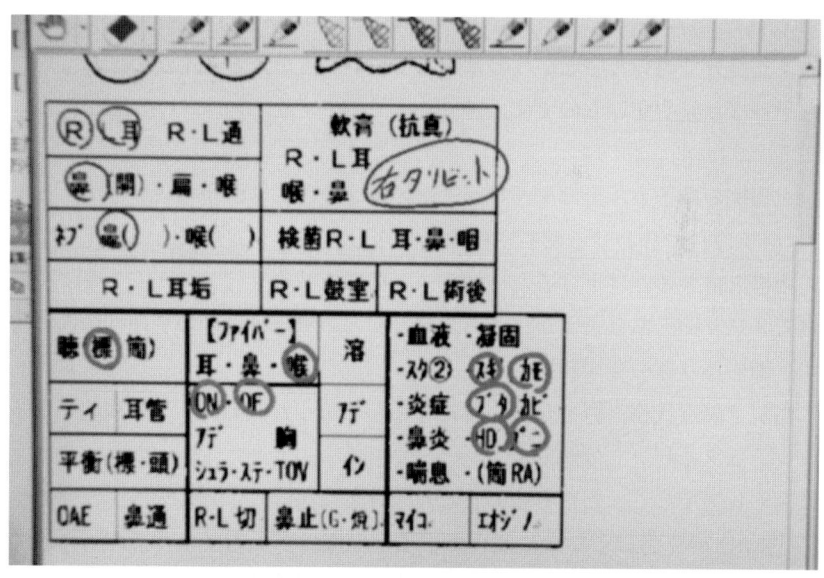

図27　処置や検査項目に○をつけたところ

行った処置や検査項目に○をつけシュライバーに入力してもらう．検査項目は見落としがないようにわかりやすく赤で○をつけている．

「処置ぐらいはセットで入力するからそんなに時間はかからないよ」と言う方もいらっしゃるかと思いますが，そもそも来院するほとんどの患者さんの処置が全て皆同じというのはやはり不自然だと思います．
一発入力できる処方薬や処置などのセットを作っても，大量に作った場合はそこからわざわざ探して選ぶ時間が逆に，スピード診療のときに妨げとなります．

　それに電子カルテへの入力でスタンプ機能を使い，ほぼ全ての患者の所見も処置も毎回ほとんど同じ！　というのは厚労省の見解でカルテ記載としては認められない可能性があるようです（ううう，ちょっと怖いっす）．

　繰り返し書いてしまいますが，電子カルテに打ち込んだ過去の処置や検査，処方薬全てを短時間で把握するにはワープロ文字ではとっても見にくいです（とくに BML は…）．

　それが，処置・検査表に○でチェックしてあると過去の内容が一瞬で把握できます．そういった意味でも，ペンで電子カルテに書き込むことは大変便利です．

　また自分で書いた字というのは略して書いても，たとえ字がつぶれていてもやっぱり見やすいものです．

　大病院の電子カルテはタイピングがメインのところが多いようです．
　（全ての科に合わせるために種類を減らし，システム構成を簡略化して導入価格をできるだけ下げるためです…．種類を減らせばシステムトラブルが減るメリットもありますが，まあ，ほとんどの場合は医師の利便性の前にまず，価格ありき…ですね）．
　当院で最近代務診療をしていただくことになった医師は「大学病院の電子カルテはタイピングばかりで，シェーマを描くのも逆に手間がかかって本当にストレスでした」と言っていました．さらに，
　「開業医の先生はこんなに便利で手早く操作できる電子カルテだったんですね．これなら短時間で所見入力できます．大学病院でもこーゆうのにしてくれれば良いのに！」と憤慨されていました．
　電子カルテ導入でタイピングばかり要求されるために医師の負担が増え

て，ベテラン医師ほど大病院を離職する原因の１つとなっています．私の知り合いの医師でも病院が電子カルテ導入したと同時に辞められた方が何人かいらっしゃいます．

　電子カルテ導入に伴うストレスを減らすために，もし電子カルテを導入するのであれば，キーボード操作メインではなく，紙カルテに近いペンタブレット方式の導入をお勧めしたいと思います．
　大規模な病院ほどこの方式が必要なのでは？　と私は考えます．

4. 大人数をこなすにはシュライバー（書記）は絶対に必要

私は電子カルテにペンでＳ・Ｏ・Ａ・Ｐの記入を行い，処置や検査項目に〇をつけていますが，キーボード操作が必要な薬や検査・処置の入力は，ほとんど横にいるシュライバー（電子カルテの書記係．クラークとよぶ先生も

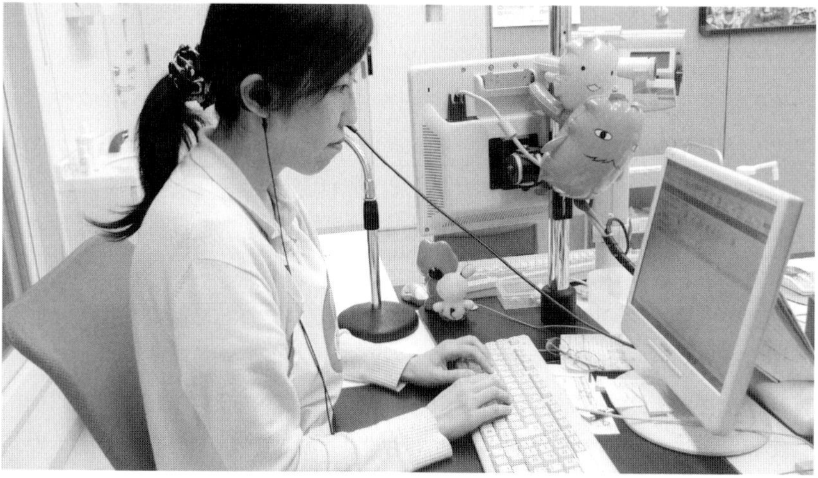

図28　シュライバーの入力作業風景
筆者の右横に配置されたデスクで入力を行う．右耳にはインカムを装着し，受付とやりとりしている．

います）に任せています（図28）．

　シュライバーには導入している医院によって作業内容に違いがあり，医師や患者さんが述べること全てをキーボード入力してもらっている方もいらっしゃいますし，薬や処置のみ入力してもらってる方もいらっしゃいます．診療スタイルによっていろいろとシュライバー業務に違いがあるようです．

　しかし，作業内容に違いがあるにしろ，やはり電子カルテへの記録の際に一部作業をシュライバーに分担してもらわねば，スピード診療にはほど遠くなってしまいます．

　自分1人で全ての入力作業を行っていては，とても診察時間の短縮は図れません．

　前述の通り，私の場合はシュライバーにペンタブの画面に直接自分が○つけした処置や検査，書き込んだ処方薬を入力してもらっていますが，入力してもらっている間にその患者さんと，もう少し詳しいお話をすることができたり，次の患者さんの診察を開始することができます．

　その他，たとえば受付で患者さんに処方箋を渡した際，患者さんからの要望であとから「やっぱり点鼻薬はまだあるので今回はいりません」などの要望が出ることが多々あります．

　その際にシュライバーがいれば，受付からインカム（イヤホンマイクやヘッドセットを取り付けた同時通話が可能なトランシーバー）を通してシュライバーにその情報が入りますので，「院長，先ほど受診された○○さんが，前回の点鼻薬がまだ余っているので今回は点鼻薬はいらないと言ってみえます．どうされますか？」と私に聞いてきます．

　そこで『じゃあ，カットしておいて』と言えばその場で自分がわざわざその患者さんの電子カルテを開いて入力を訂正しなくとも，簡単に済みます．

　同様に，患者さんの診察直後，患者さんから「言い忘れましたが，以前出していただいたうがい薬も処方してもらえますか？」などの要望があとから出るときも，すぐその場でシュライバーに『イソジンガーグルを1本追加しておいて！』と言えば一度閉じたカルテを開くことなく，簡単に入力してもらえ，診療ペースを崩すことがありません．

――自分でこの作業を行うと，それだけで1分以上は余分な時間がかかります．当院の電子カルテは性能上，一度閉じると再び開くのに5～10秒ぐらい時間がかかります．また，1人の患者さんのカルテに対してシュライバーと2人で同時に記入することができません．これは大きな欠点です．ちなみにダイナミクスとセコムの電子カルテは同時記入が可能のようです――

　多忙時についつい処置欄に〇つけを忘れてしまうこともあります．その際も，「院長．喉頭ファイバーを行うと言っていましたが，項目に〇がついておりません」などの指摘もしてくれるため大変助かります．
　また薬を書き込んだときも「これクラバモックスですか？それともクラリシッドですか？」とか，「2.0gですかそれとも2.6gですか？」「ペニシリン禁止ですが，パセトシンが処方されています」などすぐ横にシュライバーがいるので，確認がその場ですぐに取ることができ，処方薬の入力ミスがきわめて少なくなります．
　患者さんに使用ができない薬が電子カルテのトップに表示が出る仕組みになっていますが（図29），それでも多忙時に私が見落としてしまうことがまれにあります．
　しかし，シュライバーがいればこのようにその場で指摘が出ますし，シュライバーがもし見落としても，受付の電子カルテでチェックできるようになっていますので，ほとんど処方ミスはありません．かえって紙カルテ時代よりしっかりチェックできるようになりました．
　――なお，最近の一部電子カルテのソフトにはチェック機能がついているものがあり（BMLなど），その患者さんに使用してはいけない薬を事前に入力しておけば，その方に登録した禁止薬が処方されると，アラートが出るなどずいぶん便利になっていて，シュライバーにわざわざ指摘されなくても大丈夫な仕組みになっています．何とたとえ後発品でもチェックできるようです――

　単に自分の労力を減らし，診療の高速化が図れるようになるだけでなく，

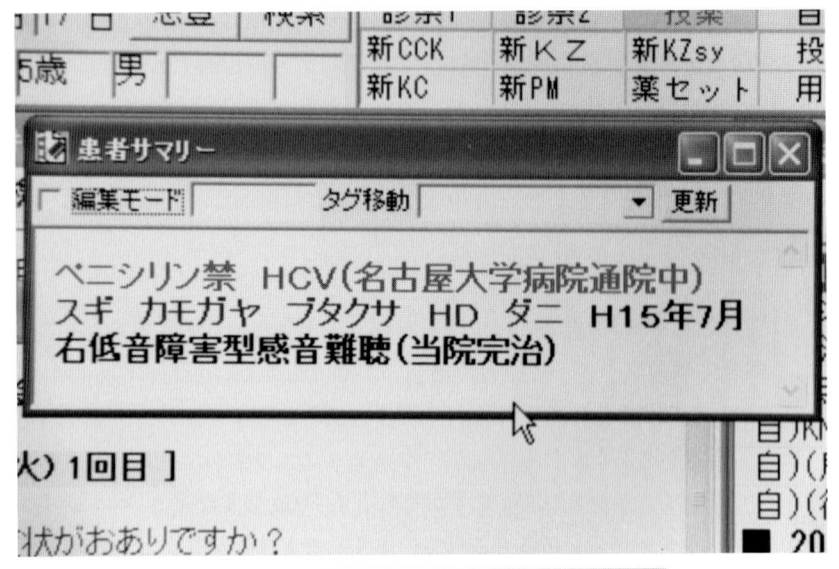

第4章　電子カルテ，紙カルテのそれぞれの長所を採用した診療スタイル

図29　電子カルテのトップに表示される要約欄
スピード診療に必要となる一番重要な情報を入力しておく．

薬や処置の入力ミスをなくす意味でも，シュライバーは必要だと思います．
　たとえ1日あたりの患者さんが多くない医院でも，電子カルテを導入するのであれば，できましたら運用開始当初からシュライバー制を導入しましょう．

　電子カルテの操作がずいぶん楽になると思いますよ．

5. 究極！　ダブルシュライバー

私は電子カルテになってタイピングは大変だからと，キーボード操作はほとんど行わず，ペンタブPCを導入して専用ペンでS・O・A・Pはすべて直接画面に書き込んでいます．
　ただ，1つ問題があります．それは…

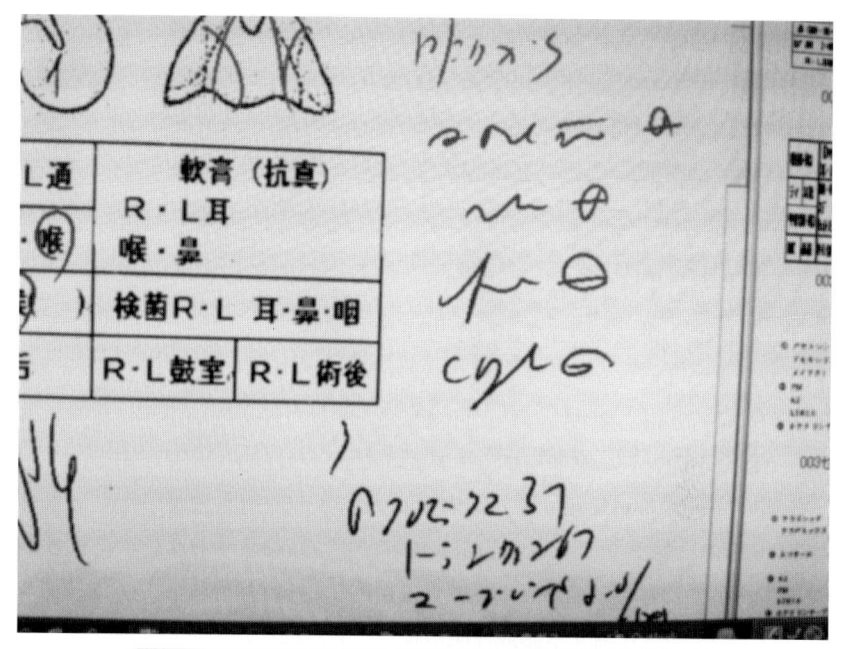

図30　筆者の電子カルテ上の通常の診察時の手書き文字
第三者には読みづらい….

　写真を見ておわかりの通り，もともと私は字が達筆！（笑）ですので，さらにPCの手書きに対する認識機能が甘いのと相まって，私が電子カルテに書いた字は他人にはかなり読みにくいです（図30．当院の医療事務員たちは何年も見ているので，解読できる）．

　花粉症の時期など多忙時に急いで書けばさらにすごみのある字――いやもう字なのか記号なのか絵なのか他人にはとても判別できない宇宙からのメッセージ状態となります（書いている本人も認識できないことがある…）．

　あまり美しくないカルテです（それでも今は消しゴム機能があるので紙カルテ時代よりは綺麗かな？）

　この件に関しては導入時に，『今後電子カルテは俺1人で運用するからこれで良い．もう仕方がない！』とわりきっていました．というか開き直っていました．

しかし，今年から導入当初は想定していなかった2診体制となり，この不具合を放置できなくなりました．
　2診体制が始まる前のガイダンスで最初に，代務の先生に，
『あのう，この字って，読めるかなあ？』
と聞きましたが，
「先生，ちょっとこれ，読めないよ…」
と言われてしまいました….
　うーんやはり読めないですか．予想通りです．
　このままではいけないとその後は比較的丁寧に書いているつもりですが，他人から見ると何も変わらないようでして，やはり読めないようです．私のささやかな努力は何の意味もありませんでした．
　代務の先生たちが使用するペンタブは以前私が使用を放棄したワコムの15インチのペンタブです．画面が私のペンタブPCよりもずいぶん大きいため，画面に大きく文字やシェーマを書き込むことができます．また，ワコムの製品は手書きに対する認識性能が良いため，描いたシェーマや文字は比較的綺麗に記録されます．
　記録された際，代務医師のもともと読みやすい綺麗な字と相まって，こちらで記録されたカルテはあとでたやすく読むことができます．私の電子カルテで記録された所見だけが問題です．
　しかし，とくに何の解決法も見出せないまま月日は流れます．

　私が以前講演した電子カルテの導入ノウハウセミナーに参加されたことがきっかけで開業医仲間となったM先生が今年（2011年）の7月に，紙カルテを廃止し，電子カルテを導入することになりました．
　私の導入方法を参考にされて，同じBMLの電子カルテを導入したとのこと．同じ電子カルテシステムですが，OSもCPUも変わり，いままでついていなかった便利な機能もいろいろあるとのことで，『これは是非見学に行かなくては！』と，本書を執筆中ではありますが，M先生の許可を得て，8月初旬に早速M耳鼻咽喉科医院を探訪することとしました．
　M先生はO県O市で開業されていて，偶然ですが私が幼少時に過ごした

町に医院はありました．懐かしい塩を含んだ港のにおいを嗅ぎながら，『こんにちは〜．名古屋からきた本日院内見学予定の内藤です．よろしくお願いしまーす！』と受付スタッフに挨拶しつつ，M 耳鼻咽喉科医院のドアを開きました．

　稼働中の最新の BML の電子カルテ実際に見てみましたが，私が導入したものより，かなり PC の反応が速くなっています…（ああ，こんなに速くなったのかぁ．おまけにレセプトチェッカーなる新たな便利機能がついていて，うーん悔しいけど），ずいぶん性能がアップしています．やはり 4 年経つと同じメーカーの同じタイプの電子カルテでもかなりスペックの違いが出てきます．

　バックアップシステムもミラーリング機能搭載のハードディスク（2 つのハードディスクを搭載し，同じデータをそれぞれのドライブに書き込むことができる）になっています．

　　（私が 4 年前購入したときはバックアップシステムはなんと DAT でした…．21 世紀なのに DAT ですよ，DAT！　昭和か!!）

　性能がアップしていることは，すでに事前の M 先生との会話や当院の BML 担当 F 氏の情報である程度わかってはいましたが，展示会ではなく実際に医院で稼働している電子カルテを見ると，想像していたよりずいぶん改良され，性能が向上していることが初めてありありとわかりました．電子カルテ運用が，中堅になりつつある私でも，同じ種類の電子カルテの他院での運用の見学はずいぶん参考になりました．

　もちろん他社の全く違う機種の見学はより勉強となります．

　電子カルテの導入を検討している方はなるべく実際に医院で稼働している電子カルテを 1 つでも多く見学して，運用されている Dr. にいろいろと質問し，意見をお聞きすることをお勧めします．

　そのほうがいろいろな電子カルテメーカーを競合させ，営業マンと残りわずかウン万円の不毛な価格交渉攻防戦をして，貴重な時間を浪費するよりはるかに有意義です．

第4章　電子カルテ，紙カルテのそれぞれの長所を採用した診療スタイル

　電子カルテメーカーが開く展示会でちょこちょこ動かす程度では，その電子カルテの全貌はほとんどわかりません．電子カルテメーカーのホームページに掲載している開業医の導入事例も失礼ながら「導入して良かった，良かった」的コメントばかりでデメリットについてはしっかり書いていないので，これまたいまひとつです（メーカーによって批判的コメントの部分は意図的に削除されたのかな．これでは旧日本軍の大本営発表ですな）．
　なるべく実際に運用されている現場の医院を1件でも多く訪ねて，医師に直に電子カルテの使用感や感想を聞くようにしましょう．

　まだ導入して日が浅い，M耳鼻咽喉科医院の電子カルテのオペレーションはもちろんまだ未完成なので，受付や診察室内の入力スタッフに戸惑いがあり，電子カルテの操作は少々ぎこちなかったです．…が，M先生の松岡修造のような熱血指示のもと，順調に紙カルテからの移行が行われていました．
　M先生の独自のオペレーションで『ううむ．これはすごい！』と思わず唸らせられた取り組みが表題にあるダブルシュライバー制です．
　　　　　注：M先生はとくにダブルシュライバーとは呼称されていません．
　　　　　　（私が勝手に名付けました．M先生ごめんなさい．笑）
　M先生の真横と向かいに2人の医療事務員を配置し，診察が始まると，まず，真横の医療事務員がM先生や，患者さんが話すことを全てタイピングで記録していきます（初診時問診票に記入してあることももちろん入力している）．
　M先生が患者さんの処置を終えると，最後に先生がシェーマを記入して，カルテを閉じたあと，今度は向かいの医療事務員さんがその患者さんに行った処置や処方薬の入力を開始します．
　これはBMLの，①1つのカルテに2人で同時に記入できない，②カルテを閉じたり開いたりするのにタイムラグがある，③ペンタブの文字認識性能が低いという3つの弱点を全てカバーした見事な運用法です．
　この運用方法は私も思いつかなかった，電子カルテに関しては私のほうが先輩なのに完敗です．

M先生の電子カルテの運用を目にして——

(ズキューン!!) ガンダムのビームライフルが脳みそを貫いたのか？　というようなすごい衝撃が，4年前のあの日（大学病院での診察風景を見て革新的な運用法をひらめいた日）のように再びボキャブラリー貧困なわが脳を蒸散させるがごとく走り抜けました．

私のカルテの字が代務の先生たちに見にくいという問題はこの運用法（ダブルシュライバー制）の導入で完全に解決できそうです！

（これだ，これだよ，M先生ありがとう！）

2人の医療事務員を自分専用の書記にするという，ある意味非常に贅沢な，Dr.が王様状態の人員配置ですが，これならキーボード操作を医師自ら行うことなく，綺麗な文字が入力できます．

しかもシェーマが描けますので，もう汚い手書き文字を解読しなくても，電子カルテを見て，綺麗にワープロ記入されたカルテ内容をたやすく理解することができます．

処置や検査，処方薬の入力もする必要がなく，医師はほぼ診察のみに集中できる究極の電子カルテ運用法です．

M耳鼻咽喉科の電子カルテ見学のあとは，M先生と2人でO駅駅前のおしゃれなイタリア料理店で，「BMLの電子カルテのサポートってどーよ？　値段ってどーよ？」といった会話をしたあと，見学によって手に入れることができた電子カルテの新しい運用法を土産に，名古屋へ戻りました．大変充実した1日でした．

ダブルシュライバーを見て異常に興奮した私は，翌日に早速医療事務員たちを集め，昨日見たダブルシュライバー制の話をすることにしました．リーマンショック以降の超不景気の日本社会，良いと思った場合に即行動を起こさないと，今の時代を乗り切ることができません！ (by ガ◯アの夜明け)

　翌日の朝，従業員を集めて——

第4章 電子カルテ，紙カルテのそれぞれの長所を採用した診療スタイル

『えー，今から大事な話があります．今日から当医院の電子カルテの運営が大幅に変わることとなります．それは…本日からダブルシュライバー制を導入します！』
　それを聞いた医療事務員たちの反応は――
リーダーG「ええーっ，そんなの絶対無理ですぅ！」
サブリーダーY「今でもギリギリなのに，これ以上は人員を割けません！」
ベテランK「あのー，ダブルシュライバーって何ですかあ？」（←旧姓O　結婚・出産のため今はパートとして活躍中）
中堅E「もう診察室内に余分なスペースはほとんどないですよ…」
中堅N「そんなの入れたら，私困ります」
中堅I「……」（何か思い詰めている）

　うーん，素晴らしい．さすがわが新たなる精鋭たちよ…．予想通りの反応だ（泣）．
　なんだかいつかきた道です．4年前の悪夢のように再び崩壊されては困りますので，『いや，代務のK先生とT先生が俺の字が読めなくて困ると言っているんだ．だからこれ（ダブルシュライバー）を導入しないと2人が辞めちゃうかもしれないだろ．だから2人の先生のために頼むよ』とちゃっかり他人のせいにして，さらに，『優秀な君たちにしかできないんだ，賃金はずむからさあ．頼むてぇー，お願いだてぇー！』と変な名古屋弁で媚びたり，『そうか，皆のために導入しようと思ったんだけど残念だ…寂しいよ…』とすねたり，『何だ，君たちボーナスはいらないのか！』と恫喝したりして結局無理矢理導入しました（←ほぼ暴君）．
　4年前と違い，幸い今のところ誰も辞めていません（ほっ…）．

　ダブルシュライバー制は当院において，まだ始めたばかりの新しい取り組みで（2カ月ちょっとの試験運用中．図31），断定はできませんが，現在のところこの運用方法は素晴らしい！の一言です．
　キーボードで入力するので，文字はもちろんきれいになるのですが（図32），私が電子カルテの画面に書くS・O・A・Pの記入作業が格段に減って，

究極！ ダブルシュライバー

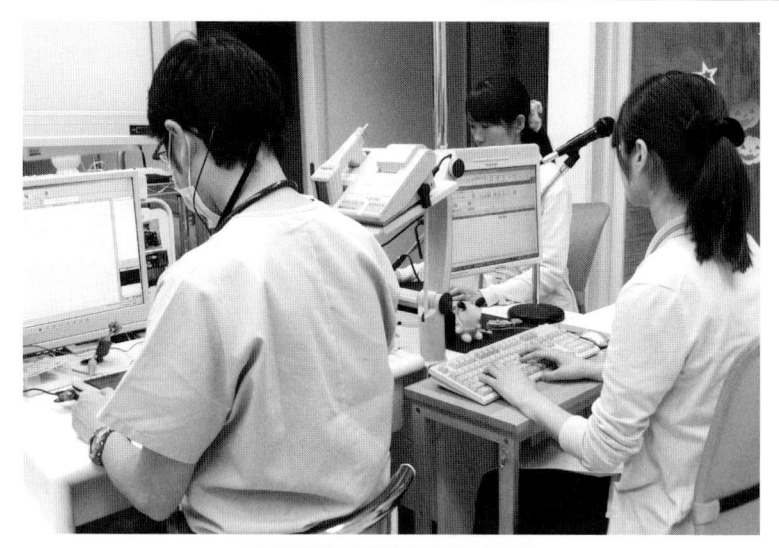

図 31　ダブルシュライバー

ダブルシュライバーは2人の医療事務員による分担作業．筆者の右横にいる医療事務員が，医師や患者さんのやりとりをすべてタイピングしていく．その事務員の右横にいるもう1人の事務員が医師がペンで○をつけた処置や検査項目，手書きした薬を入力していく．

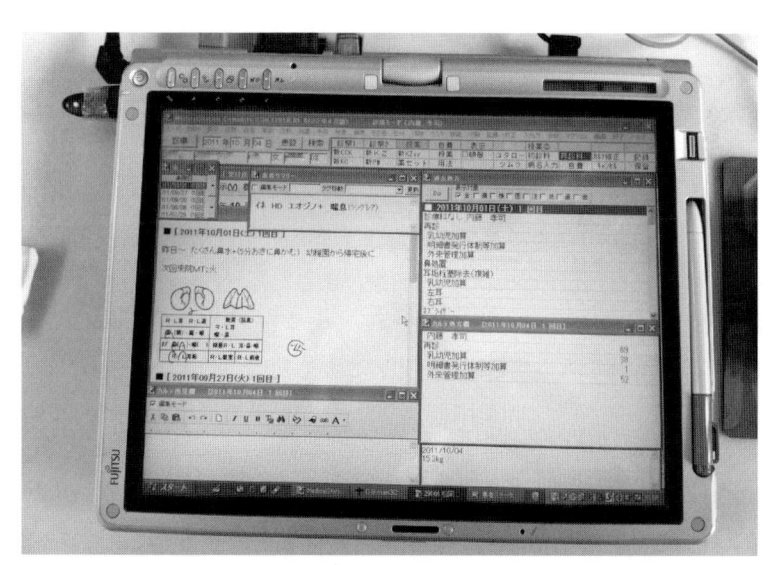

図 32　12.1 インチの小さい富士通のノート型ペンタブ PC

ダブルシュライバー制の導入によって手書きで読みにくかった筆者の字がワープロ文字となり見違えるように見やすくなった．

肩や首の疲労がずいぶん軽減しました．診療中に疲弊してハアハアなって，

『悲しいけどこれ，戦争（電子カルテ）なのよね！！』

と肉体的・精神的に追い込まれることはなくなりました．**ダブルシュライバー制の導入は私にとって電子カルテの操作や診療の疲労を減少させました**（まあ，花粉症の時期にならないとまだ，この運用方法の真の成果はわかりませんが）．

　デメリットは医療事務員が2人必要となること（人件費が増加する），あとシュライバーとの息が合わないと，1人で入力するときより逆に入力時間がかかってしまうということです．
　当院では現在歯科のスタッフも動員して何とかやりくりしていますが，これから冬にかけて明らかに人員が不足します．私が楽でも受付が人手不足で火の車になれば，医療事務員たちに私は夜道で襲われるかもしれません…．
　現在ダブルシュライバー制正式導入に向けて，新規医療事務員採用も検討中です（しかし，採用すると私の給与は減らさなければなりません…．泣）．
　ダブルシュライバー制は電子カルテ導入による人件費の削減という大きなメリットが失われることが欠点です．何のために電子カルテを導入したのかわからなくなってしまいます．
　自分の給与を減らしてでも楽をして，ダブルシュライバーにするか，しんどくとも給与維持のためにシングルシュライバーでいくのかは，Dr. の考え方次第です（私は苦渋の決断で前者を選びました）．
　なお，ダブルシュライバーの呼称についてですが，従来のシュライバー（処置，検査，処方薬を入力する係）と患者さんや私の会話を記録するシュライバーが同じシュライバーではよび方がややこしいので（まさかシュライバー初号機，シュライバー弐号機と呼ぶ訳にもいきませんからね．笑），当院では従来のシュライバーを「クラーク」（医療秘書）とよんで，新しい会話を記録する係を「シュライバー」（書記）とよぶことにしました（なぜか医療事務員たちは以前から「シュライバー」のことを「クラーク」とよんでいた

ので,「クラーク」の名称を採用しました).

　まあ,こんな方法（ダブルシュライバー制）もありますので,電子カルテ運用で私と同じような行き詰まり感がある方は,一度お試しください（ただし,人件費が1人分余計にかかることだけは覚悟してください).
　いずれ,「至高！　トリプルシュライバー」といった報告が他のDr.から発表されるかもしれませんね（「美味しんぼ」か！　笑).

第5章
電子カルテ投入時の費用の概算とその効果について

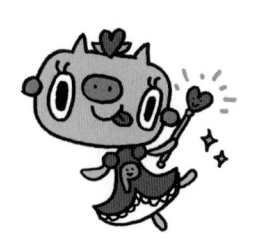

1. 電子カルテ，画像ファイリング，デジタルレントゲンで合計…

　電子カルテシステムには残念ながら，当初思っていたより多額の費用が必要となりました．電子カルテだけですと，6台の電子カルテでおおよそ600万円です（うち1台は他の電子カルテを統合するサーバーのみでして，実際には医師や事務員によって診療中には直接運用はされない）．

　また富士フイルムのデジタルレントゲンは歯科と兼用できるものなので，500万円ぐらいしています（**ちょっと高過ぎです**）．

　ファイリングシステムは2台目なので少し安くしてもらい，150万円ぐらい（動画は記録できません．動画対応はさらに30万円以上価格が上昇します）．

　アイアコスの予約システムも2台目なので少しまけてもらい160万円ぐらいです（固定電話，携帯電話，webなどからの予約に対応できるもの）．

　以上で合計約1,400万円ですね．すごい金額です．ただし，デジタルレントゲンは前年に導入しているので，電子カルテ導入の年としては約900万円です．

　高額機器のうえ，これらは全てPCのため，数年でスペックが落ち，故障も多くなるため5年後の入れ替えを考慮して，当院では全てリースとしています．

　リースにすれば初期投資はそれほどかかりません．

　（心理的には相当負荷がかかっていますが）

前述した通り，業務用PCはかなりの確率で4，5年も経てば大体どこか故障しますし，スペックも相当落ちますので，購入はお勧めできません．

経験上，どのシステムも内部のハードディスクやバックアップ用の外付けハードディスク，記録用DVDが最低5年に一度は壊れます．

ちなみに電子カルテのサポート料金ですが，電子カルテは1台あたり月1万円で合計5万円ほど（今は1台増えて6万円）．ファイリングシステムは『以前から使用していて勝手がわかり，電話さえつながれば修復は自分でできるから』と断ったので無料ですが，頼めば月15,000円ほど．予約システムはweb予約も行うのでシステム利用料として21,000円ほど（これはちょっと高いと思います）．

デジタルレントゲンは一番安いコースで年間10万円ほどかかります（フルサポートで30万円…）．なお，サポート費用を支払っていても，壊れれば別途修理代がかかるケースが多いです（おいおい）．

「こんなに高い商品で，しかも毎月サポート費用もかかるなら購入（リース）できるか！」と

お怒りの方もいるかと思います．もっともです，しかし待ってください．

サポート費用は別として，電子カルテや周辺機器の上記金額は4年以上前の話です．今はどのシステムも競合が増えて性能はアップしているのに，価格は下がってきているようです．

また，当院の特殊事情で歯科との兼用のために，パノラマも撮ることができる1ランク上のデジタルレントゲンを購入しています．歯科はレントゲンフイルムが矯正などの診察時に必要のため，フイルム用のプリンター（これだけで100万円します）も同時に購入したので，通常の耳鼻科医院専用より納入価格がずいぶん高くなっています．耳鼻科専用のデジタルレントゲンでしたら同じメーカーでももっと安くなります（150万円以上安くなると思います）．

機能を落とし，メーカーを変更すれば，デジタルレントゲンも予約システムもさらに減額でき，私の購入金額の半額にすることも可能です（現在安いものですと，デジタルレントゲンはファイリングシステム付きで200万円

を少し超えるぐらいで購入できるようです．予約システムも50万円程度のものがあります）．

　私は時間が大事とばかりに電子カルテはあまり競合させず，電子カルテ以外の周辺機器も使い慣れたものが良いとこちらもほとんど競合させなかったので，その分高いこともあります（少し焦ったか．認めたくないもんだな，若さゆえの過ちというものを…）．

　ただ来年の入れ替えの準備にはまだずいぶん時間があるので，次回はかなりシビアに比較検討して導入する予定です．

　皆さんはすでに購入予定機種があったとしてもそのそぶりを見せず，冷静に他社の機種を見積もって比較して，営業マンに他社との差額分をがんがん引いてもらってください．

　どの電子カルテ会社も今は群雄割拠の状態でシェアを少しでも伸ばしたいので，ずいぶん引いてくれるようです（私の知り合いの先生はそれで当初の見積りより150万円以上引いてもらったようです）．

　どうでしょう？　これで5年リースであれば，当院の場合，1年あたりの費用は電子カルテだけでしたら，金利を別にすれば120万円ぐらいです．台数を5台にすれば1年で100万円，4台なら80万円です．これぐらいなら何とかなるのではないでしょうか？

　当院は1日あたりの患者数が多いため，電子カルテの台数も多くなり，総費用も馬鹿高いですが，患者数が少なくなれば電子カルテの台数も減らすことも可能です．よって，患者さんが少ないのであれば導入費用も減額することができて，医院の経営状態にマッチした金額となり，電子カルテを導入したからといって経営が圧迫されることはないと思います（…多分）．

　また電子カルテを導入することで，余剰となった医療事務員の数を削減することは当院の事情で実施しなかったのですが，私と医療事務員の労働時間は紙カルテ時代と比べると，ずいぶん減らすことができました．

　おかげで電子カルテを導入したことでレセコンだけのときより増えてしまった導入費用やサポート費用も，医療事務員の時間外労働時間の減少に伴

い，その差額分は簡単に埋めることができました．

　たとえ自分が導入したい電子カルテが高価だったとしても，少しの勇気をもって導入しちゃいましょう！　目先の価格のみで電子カルテの機種を決めないで，導入費用をあまり気にせず，思い切って自分の診療スタイルにあったものを導入したほうが結果的には得をすると思いますよ（…多分）．

2. 従業員の労働時間が格段に減った！

　「多額でしかも使いにくい電子カルテをわざわざ入れたのだから当然人件費は下がったんだろうなぁ！」と激しく詰め寄りたい先生もいらっしゃるのではと思います．

　結論からいいますと，何度かすでに書いていますが，従業員の労働時間も残業代も格段に減りました！

　電子カルテ導入前と現在の医療事務員たちの労働時間の差ですが，当時と現在では患者数が異なる（現在のほうがやや多い）ので，単純な比較は困難ですが，1日あたり平均で1時間ぐらいは労働時間が短縮できています（なお，残念ながら，医療事務員の数が増えたことや，給与のアップ，当院の昇格制度の変更などがあって，医療事務員全体の人件費が減ったかどうかの単純な比較はできません．ただし，時間外労働時間の減少により，その部分の人件費はもちろん減少しています）．

　電子カルテを導入すると，1人ぐらいは医療事務員を減らすことも可能だと思います（当院では，電子化で減った労働力で違う仕事を行ってもらっているため，受付の医療事務員の人数はあえて削減していません）．

　それは電子カルテを導入することで，紙カルテ時代にあった無駄な作業が大幅に減るからです．

　紙カルテ時代に必要であった紙カルテの作成，カルテ棚からの紙カルテの出し入れ，検査データや初診時問診票の紙カルテへの貼り付け，また紙カルテからレセコンへ打ち込む入力内容の確認訂正の作業をほとんどなくすこと

第5章　電子カルテ投入時の費用の概算とその効果について

ができました．細かいことですが他に紙カルテ用紙，のりやボールペンの注文や補充などの作業時間も必要なくなりました（関連してカルテ用紙は完全廃止で0円に．種々の文具費用も激減します）．

　ちなみにBMLから届く血液検査の紙の報告書は当院では保存していません（細菌検査の報告書は別）．
　患者さんが受診したときにわざわざPCからプリントしています．
　ただでもらえる紙の報告書を受け取らず，自ら費用を出してプリントしていることはもったいないように思われますが理由があります．
　それは，紙の報告書は紙カルテ時代であればカルテに直接貼り付けておけば，後に患者さんが来院したときに紙カルテを開けばすぐに報告できたのですが，電子カルテですと当然紙を貼り付ける訳にはいきませんので，報告書を倉庫などに保存しておくこととなります．
　患者さんが決められた日にきちんと来院してくれれば，保存していてもすぐに取り出せるので何も問題ないのですが，意外と多くの方が検査後来院されず，2，3年後にたまたま違う病気の発症で来院され，そのときにやっと報告ということがあります．来院してくれればまだ良いほうで，せっかく検査したのになぜか結果を聞かずそのまま二度と来院されない方までいます．検査代がもったいないと思うのですが…．
　上記のように患者さんにお渡しできない検査結果の報告書がだんだんと溜まってくると，多くの保管場所が必要となります．さらに保管場所から医療事務員がいちいち探し出してくることになると，それは無駄な作業時間となります．また報告書を探すことでその分患者さんを長くお待たせすることにもなります（かなり前の検査結果ですと，なかなか見つからない場合もあるでしょう）．
　ですので，報告書を保存することは逆にコストが高くつくと考え，当院では患者さんの来院時にプリントアウトして患者さんに報告書をお渡しするという形式にしています．

　医療事務員たちの労働時間で目に見えて減ったのが，レセプト作成の時間

です．

　紙カルテ時代の1/3以下の作業時間になりました．

　レセプトのときというとイメージとしては，月末は医者も含めて夜遅くまで従業員たちが大勢残って，カルテを出して1つ1つチェックしていく…．

　なかには医者自身が医院に泊まり込んで1つ1つチェックしているところもあるようです（私も開院当初はそうでした）．

　レセプトが多い月は大変でこれが2，3日続いて，最悪，新人の医療事務員がこれで嫌になって辞めてしまう…．

（これが毎月ではタマリマセーン！）

　当院では電子カルテ導入前は主に午前で終わる月末，もしくは月初めの土曜日の午後に，レセプトを紙で全て打ち出し，それをザーと並べて医療事務員たちがカルテとにらめっこしてそのチェックに，ずいぶんと時間がかかっていました．当然彼女たちは夜遅くまでずっと作業を行っていたので，とくにレセプトチェックをしている訳でもないのに，私も付き合って遅くまで無駄に医院に残っていました．

　しかし，電子カルテ導入後はほとんどレセプトのチェックがないためになんと，土曜の診療後に彼女たちはほとんど残る必要がなく，すでに平日の間にレセプト作成作業はほとんど終了しています．

　土曜午後といえば以前はまるでお祭りのように，マックのハンバーガーやお菓子をがつがつ食べながら，医療事務員みんなが夜遅くまで残って作業していたのに，現在は診察終了後1，2時間の雑務を終えた私が帰宅しようとして階下の受付に行くと，がら～んとしていて医療事務員たちはだーれもいません．すでに全てのレセプト作成作業が終わっていて，もう全員帰宅しています！（帰るの早すぎるよ…）

　『おいおい，本当にちゃんとレセプトチェックを行っているのか？』

　という疑問が当初は出たほどです．

　現在レセプトが2000枚前後でもチェックは2，3時間で終了します．

　私の負担もレセプトチェックのとき，疑問点が出た場合に医療事務員に数

カ所訊ねられる程度です．

　その理由はあとで詳しく述べますが，電子カルテで毎日当日に病名もれのチェックなどができるからです．

　これで病名もれなどはほぼなくなります．

　電子カルテを導入してから従業員の労働時間は格段に減り，それどころか返戻もずいぶん減りました．

　まあ，返戻時のコメントはさすがに今でも手間取るときもありますが（笑）．

　将来，電子カルテが進化して，返戻レセプトのコメント作成も自動的に行ってくれると良いのにな…（それはさすがに無理か）．

3. レセプト作成のミスが減り，作成時間が飛躍的に短縮！

　電子カルテ導入後，定期的に毎日病名チェックをすることで（図33），レセプトの作成時間が格段に減っております．

　しかも，電子カルテでは病名もれのチェックが簡単に行うことができるのです！

　具体的に述べますと，その日の診察終了後，たとえばその日オノンドライシロップを何人かの小児に処方したとします．この薬を処方したときは喘息の病名が必要となります．そこでこの日オノンドライシロップを処方した患者さんを全員抽出します．その抽出した患者さんの病名を見て，喘息の病名が抜けていないかチェックします．抜けていれば病名を追加します．

　また，ティンパノメトリーの検査を行ったとします．この検査には中耳炎病名が必要です．同じようにこの検査を行った患者さんを抽出し，病名が抜けていれば，チェックします．

　電子カルテ導入前は私が診療終了後に毎日カルテを1つ1つ見てその日の処方薬や検査を見て病名が落ちていないか，チェックしていました．少なくても30分，ひどいと1時間以上チェックしていました．今思うと馬鹿み

レセプト作成のミスが減り，作成時間が飛躍的に短縮！

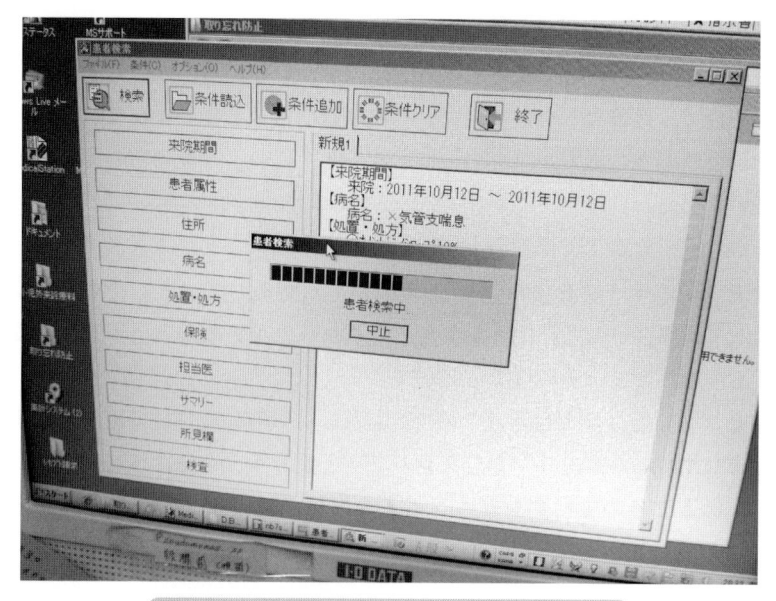

図33　毎日診察終了後に行う病名のチェック
電子カルテ内をスキャンすることでいちいちカルテを見なくても，行った検査や処方した薬に対して必要な病名が抜けていないかチェックができる．

たいです（以前冬場に夜遅くまで診察室で1人，この作業を黙々と行っていたときは，底冷えのためしもやけになってしまいました）．

ただし，今ではレセコンでも病名チェック機能搭載機が普及しています．ただ，1台で全てをチェックをしなければなりません．一体型の電子カルテは同時に複数台でチェックが行えるので，チェックする項目が多い場合は電子カルテですとその点が有利です．

以前はレセプトのときに医療事務員が病名などの見落しがないかプリントしたレセプトと紙カルテを1つ1つ照らし合わせていました．たとえば耳鼻咽喉科管理加算がプリントしたレセプトに加算されていたとすると，本当に加算できるかどうかは，実際に紙カルテを見て，チューブなどが挿入されているのかを確認してみないとわかりません．

そこで，カルテ棚からわざわざその患者さんの紙カルテを出してきて，見

第5章 電子カルテ投入時の費用の概算とその効果について

比べて,『ああ,これは加算で間違いない』と慎重に確認してからまたカルテ棚にしまう.次のレセプトには鼓室処置がついている.鼓膜に大きな穴があいていて,処置などをしていないその処置項目をとることができない.そこで再びその人の紙カルテを出してくる…と,このような効率の悪い作業をしていました.

しかし電子カルテでは画面上に過去の所見を出すことができます.私が記した過去のシェーマを見れば,『ああ鼓膜に穴があいていてしかもちゃんと処置している.OKだ』と紙カルテをわざわざカルテ棚から引っ張りださなくても,座ったままその場で確認ができます.

レセコンの場合は1台だけなので,1人しかそのレセコンで確認と修正ができませんでした.プリントしたレセプトと紙カルテを見比べて修正点が出れば,あとでその1台のレセコンに1人が修正点をダダダーと,急いで入力していました.

しかし現在,当院の電子カルテは一体型でしかも6台あるので,紙カルテを引っ張りだす必要性もなく,6人の医療事務員たちが同時に画面を見つつチェックを行い,しかも6人で同時修正ができます.

このようにレセプトチェックは極端にいえば,以前の6倍の速さで行うことができます.病名チェックは毎日簡単に行うことができますし,修正も6台同時です.これがレセプト作成時間の飛躍的な短縮の秘訣です.

このようにレセプト作成時間がきわめて短縮されたことは,私にとっても医療事務員にとっても大変ハッピーなことです(遅くまで付き合って残らなくていいですからね).

当院ではPCのハードディスク増設をする必要性や,来年リースが切れ新規電子カルテをリース予定のため,別途ソフトを購入し,投資費用に見合わないと判断し導入してはいないのですが,さらに細かくいっぺんにチェックできる「処方支援システム」と「DcメイトPRO」というソフトが,最近のBMLの電子カルテに搭載されています.レセプト作成がより簡単になっているようです.高価なのが難点ではありますが,ちょっと気になっています.

他社の電子カルテでも同じような機能が搭載されています．

このようにちょこちょこと簡単に病名もれのチェックが複数台でできて，レセプト作成も複数台で同時チェックができるのは電子カルテ（一体型）の強みですね．これは導入して本当に良かったと思う機能の1つです．

4. 新入社員でもすぐに戦力化が可能に！

　入社して最初の3，4カ月は何のためにいるかわからない新人たちも電子カルテ導入後は以前よりきわめて短期間で戦力化することが可能となりました．
　まず，レセプト作成のときにそれは顕著です．
　前ページで書きました通り，電子カルテで病名もれのチェックが簡単にできることで，新人の医療事務員もマニュアルがあれば，簡単にチェックすることができるようになりました．
　その日処方した薬や検査を打ち込み，いっぺんに検索をかけて，足りないところだけ病名を足す．これだけで良いのです．
　以前はベテランの医療事務員が1つ1つ紙カルテをカルテ棚から出してきて，それを見せながら新人たちに「この薬が出たときは急性病名がいる．この検査のときは難聴病名がいる」などとマニュアルのコピーを渡して具体的に教えて，レセコンに打ち直しをさせていました．
　しかし今はその必要がありません．
　電子カルテの画面上の私の過去所見（シェーマなど）や処方薬を見せながら，「この薬が出たときは急性病名がいる．この検査のときは難聴病名がいる」と以前のように紙カルテを出してきたり，受付のレセコンに移動したりする必要はなくなり，指導も以前よりずいぶん簡単です．

　また，当院はシュライバー制のため，私の横に付いてもらい直接処方薬や検査・病名を入力してもらっています（図34）．診察のとき，たとえ指導係

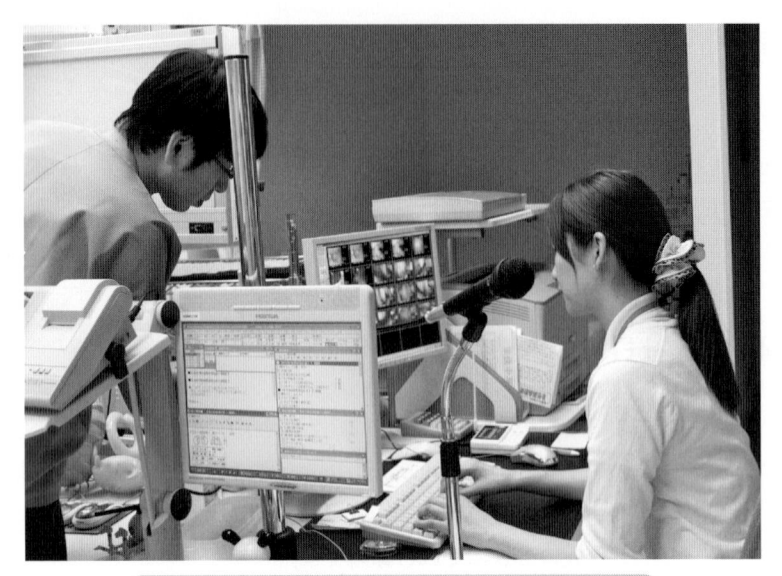

図 34 筆者から指導を受ける新人事務員

受付でなく医師のすぐ横にいるため，その場で新人に指導ができる．
新人も，直接医師に入力時の疑問点を聞きやすい．

のベテラン事務員が多忙で付き添えず，新人1人でシュライバーになっても，代わりに私から直接，検査・処置の指示やそれに対して入力するべき病名を聞くことができるため，ベテランの医療事務員が常に横にいなくとも，指導を受けることができて，覚えも早くなります（いままでは，繁忙期は新人を教育する時間が限られていて，なかなか独り立ちできなかった）．

このように先輩事務員だけでなく，入力時に医師からも指導を受けることができるシステムになったため，医療事務員の育成が早くなりました．

さらに当院が電子カルテを導入したときは採用してなかったり，発売されていなかったソフトですが，BMLの電子カルテには前記した「処方支援システム」と「DcメイトPRO」なるチェックソフトが現在あります（図35）．これはM先生の医院見学のときに初めて知ったのですが，本当にすごいソフトです．

処方した薬に適応病名がないと自動的に入力を促したり，投与量が多かっ

新入社員でもすぐに戦力化が可能に！

日々の診療で‥‥
　　　処方支援システムを使用して
レセプト作成前に‥‥
　　　Dc メイト PRO プログラムを使用して

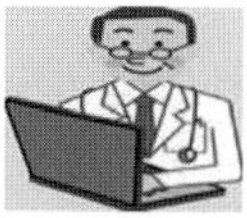

レセプト算定漏れ・病名漏れ等を無くすことが出来ます

基金からは突合の強化、適応病名の強化等が通達等で報告されております
弊社では Dc メイト PRO・処方支援を使用してレセプト対策を構築しております。

例えば、基金から公示されているレセプトチェックとは‥‥

①調剤レセプトに記録されている医薬品に対する適応傷病名が医科レセプトに記録されているか？
　　dc メイト PRO にて処方薬品と傷病名チェックがかかります
　　（但し施設様で処方した薬剤名に対してチェックがかかるので、薬局側で後発医薬品に変更した場合は
　　　適応外になることもあります）

②調剤レセプトに記録されている医薬品の投与量が、医科レセプトに記録されている傷病名に対する
　投与量として妥当か？
　　dc メイト PRO にてチェックがかかります　　　　これは便利！！
　　傷病名毎に投与量を設定することも出来ます

例えば‥‥　「高コレステロール血症」患者に「リピトール錠」を２０ｍｇまで常用量とする
　　　　　　「アセトアミノフェン」を処方した場合、「ムコスタ錠」を処方しても「胃炎」の
　　　　　　　病名が無くても適応とする
　　　　　　「ザイロリック錠」は「高血圧症」と「高尿酸血症」が併記されている場合
　　　　　　　適応とする（愛知県）‥‥など **カスタマイズが可能**

③調剤レセプトに記録されている医薬品の投与日数が制限を越えていないか。
　　dc メイト PRO にてチェックがかかります
　　また処方支援システムにより、診察の時点でのチェックもかかります

例えば‥‥　マイスリーを 31 日分処方した場合、カルテ確定時に警告が表示されますので、
　　　　　　薬の査定を防ぎます

④調剤レセプトに記録されている医薬品の禁忌病名が医科レセプトに記録されていないか？
　調剤レセプトに記録されている医薬品の中に併用禁忌、併用注意に該当するものはないか？
　　処方支援にて処方毎に禁忌病名・併用禁忌のチェックをかけます

チェック機能はこれだけではありません‥‥
● 患者様が他院で飲んでいるお薬に対して、今回の処方の併用禁忌・成分重複のチェック
● 当院の禁忌病名チェックはもちろんの事、既往歴や他院治療中の病名に対して、
　今回の処方薬の禁忌病名チェック
● 薬物アレルギー・食物アレルギーチェック
● 添付文書記載事項と年齢を自動的にチェック
● 服用中のお薬（まだ飲み切っていないお薬）に対しての併用禁忌・成分重複
● 用量チェック‥‥‥など　**高機能**となっておりますので、是非一度デモをご覧下さい

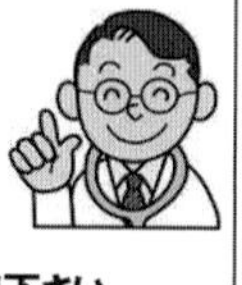

図 35　BML の「処方支援システム」と「Dc メイト PRO プログラム」
　　　　の説明用リーフ

第5章　電子カルテ投入時の費用の概算とその効果について

たり，抗精神病薬などの投与日数が制限を超えるとアラートが出たりします．

　患者さんの病名に対しての禁忌薬が処方されてもやはりアラートが出ますし，併用禁忌薬も処方された場合や他院ですでに患者さんが処方され，飲んでいる場合はその薬が電子カルテに入力されていれば，やはりアラートが出ます．

　処方禁忌薬でも同じ系統の薬なら後発品でもアラートが出るようになっています．薬の種類がよくわかっていない新人でも電子カルテが自動チェックしますので，これなら安心して処方できます．他にもいろいろ機能があるようですが，導入しておらず，営業マンでもない私ではこれ以上の説明は困難ですので，興味がありましたら，詳しくはBMLさんに聞いてください．

　この2つのソフトがあれば，なんと，たとえ新人でもレセプトチェックが簡単にできます！（良い時代になりましたなあ…）．

　前章で記載した通り，当医院では来年リースが切れることと，ソフト代が後付けですと高価なことや，インストールするには当院のPCでは容量不足でメモリの増設が必要となるなどの問題があって，検討はしましたが，結局導入していません．

　4年前の電子カルテ導入時は新人が多かったので，このシステムがもしあれば，導入によってレセプト作成はずいぶん助かったでしょうが，今は皆中堅以上となったため，とくにこの機能は当院にとっては今のところは必要ではないようです（従業員たちに聞いてもいらないとのことでした）．

　これらの支援ソフトは現在発売中のBMLの電子カルテに標準で付いているようです．

　他社の電子カルテでも同じような機能が付いている機種もあります．ただ，標準で付いている場合もあれば，オプションとなっている場合もありますので，その点については担当の営業マンに詳しく聞いてください．

　次に皆さんびっくりされるでしょうが，当院では現在，入社した当日から新人がいきなり電子カルテの入力作業をばりばり行って戦力となっています．なぜそんなことが可能なのか？　その秘密は最近導入したダブルシュラ

イバー制にあります．

　当院の場合はダブルシュライバー制を今年正式採用としたため，処置や検査，処方薬を入力し，検査や点滴などの指示書を発行するいままでのシュライバー（現クラーク係）とは別に，患者さんや私の発言を聞き取り，それを入力するのみの役割（現シュライバー係）が新たにできました．現在のシュライバーの役割は発言内容をタイピングすることがメインとなるため，何と入社したばかりの新人でもPCのタイピングさえできれば，ほとんど教育なしで誰でもこの作業を入社当日から行うことができます．もちろんPCを全く触ったことがなく，タイピングが全くできない方やタイピングが非常に遅い方の場合は話は別です（ただ当院ではそのような方はたとえ派遣社員でも採用しておりません）．

　実際に現在当院では入社したばかりのアルバイトの学生さんや派遣社員の方にこのシュライバー業務を行ってもらっています．

　一般医院さんでは通常，シュライバー役は院長の信頼が厚く能力の高いベテラン事務員がメインで行っているのではないでしょうか？　でも当院ではその必要性がありません．もちろん処置や処方薬，病名などを入力する旧シュライバー（現クラーク係）役はある程度教育を受けた医療事務員のみが今でも行っております．

　なお，現在のシュライバー役を担当している新人たちは入力作業を行いながら私の教育を直接受けることができるので，徐々に病名付けや検査項目入力など他の作業も覚えることも可能で，医療事務員として今後戦力化できます．

　電子カルテの進化や運用方法の工夫によって，新人でもすぐに電子カルテの操作ができたり，レセプト作成ができるようになるということは，医院においての事務的作業の内容を劇的に変え，運用方法を効率化し，大幅な経費削減に一役買っているともいえます．

　これは大変重要なことだと思います．

IMPRESSION

第6章
電子カルテ導入後
3年を経過して感じること

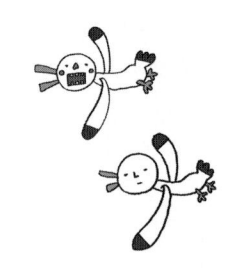

1. 導入してヨカッター！　もっと早く導入していれば…

　電子カルテを導入してから，劇的に医院経営が変わりました．医療事務員たちの残業時間が格段に減り，紙カルテ，レントゲンフィルムカルテ棚がなくなることでスペースが増え，カルテ用紙やフィルム，それに使用するシールや袋の完全な廃止と，ボールペン，のり，付箋などの文房具の削減で経費や購入する手間を減らすことができました．

　電子カルテ・デジタルレントゲン導入による面白いメリットですが，使用する紙カルテやレセプト用紙それに使用する文具などが激減したことで，CO_2 を大幅に削減することができました！　具体的には1年間あたり，なんと，総削減量として824kg分の CO_2 が削減されております（ナゴヤドームの0.25杯分です）．

　下記に詳細を載せました．

（耳鼻咽喉科）

レセプト用紙	19,200 枚
カルテ用紙	21,600 枚
カルテ作成のり	60 個
修正テープ	60 個
カルテ記入用ボールペン	480 本
フイルム（レントゲン）	9,000 枚
検査用紙	7,200 枚
付箋・メモ帳類	36,000 枚

導入してヨカッター！　もっと早く導入していれば…

当院のCO₂削減の取り組み
～HEP（ひいらぎエコプロジェクト）からのご報告～

当院では電子カルテの導入や診断画像のデジタル化を推進し、CO₂の大幅な削減に成功しました！

〈年間削減項目一覧〉

	削減項目	年間削減数量		削減項目	年間削減数量
耳鼻科	レセプト　用紙	19,200 枚	耳鼻科	フィルム（レントゲン）	9,000 枚
	カルテ用　用紙	21,600 枚		検査用紙	7,200 枚
	カルテ作成用のり	60 個		付箋・メモ帳類	36,000 枚
	修正テープ	60 個		クリップ	12,000 個
	カルテ記入用ボールペン	480 本			
歯科	レセプト　用紙	6,000 枚	歯科	カルテ　用紙	6,000 枚

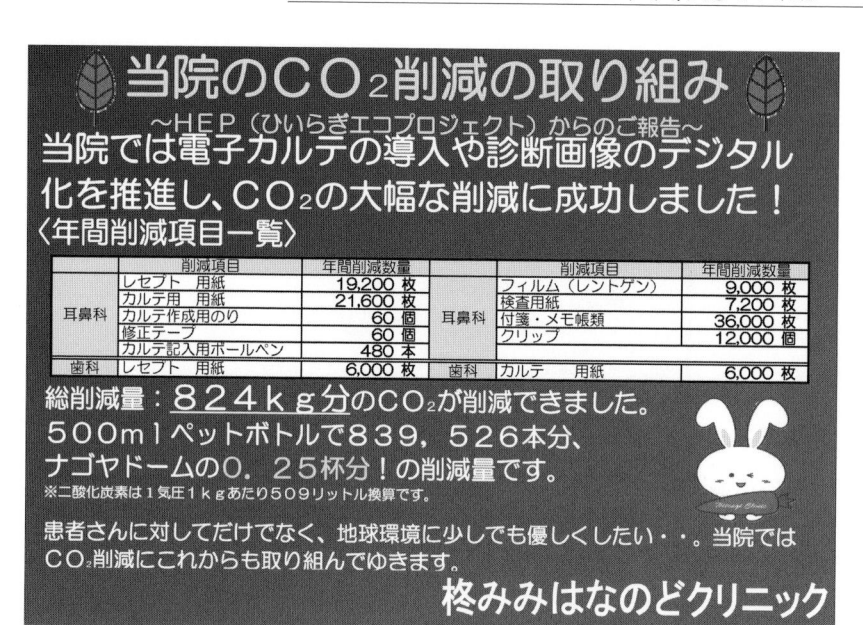

総削減量：**824 kg分**のCO₂が削減できました。
500mlペットボトルで839,526本分、
ナゴヤドームの0.25杯分！の削減量です。
※二酸化炭素は1気圧1kgあたり509リットル換算です。

患者さんに対してだけでなく、地球環境に少しでも優しくしたい・・。当院ではCO₂削減にこれからも取り組んでゆきます。

柊みみはなのどクリニック

図36　当院の電子ポスターで流している電子カルテによるCO₂削減効果

クリップ　　　　　　　　　12,000 個

（歯科）
レセプト用紙　　　　　　　6,000 枚
カルテ用紙　　　　　　　　6,000 枚

　※　当院で電子カルテ導入前の1年間に使用していた紙や文具のおおよその数．これらを全て削減できた（計算方法はネットで調べました）．

　電子カルテ導入というと我々医師側にはマイナスイメージがありますが，患者さんへのアピールとなって良いと思います（まあ，電子カルテを導入したことによって増えた電気の使用量分のCO₂はマイナスしてないのですが…さすがにこれは計算できないので，お許しください）．
　当院では図のように院内で掲示しております（図36）．
　診療後に30分〜1時間以上かけて私が行っていた1つ1つのカルテの

第6章 電子カルテ導入後3年を経過して感じること

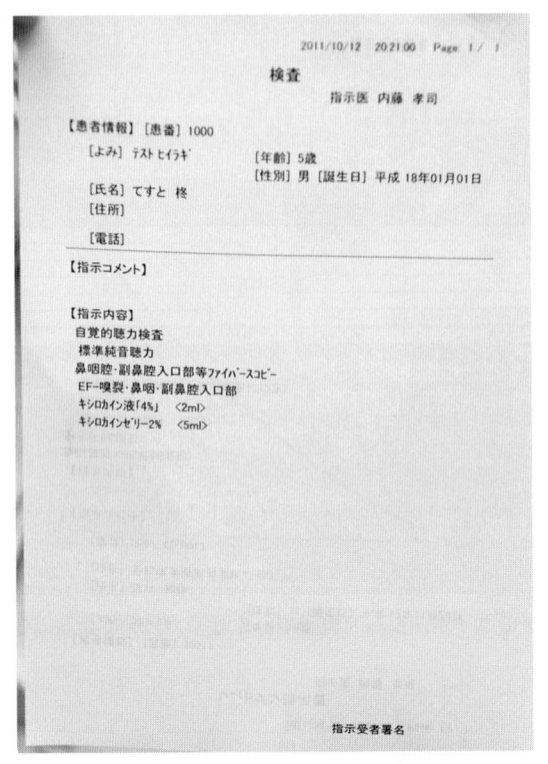

図37 電子カルテからプリントされる指示書

この紙を見て看護師は検査や点滴を行う．指示書にしっかり名前や薬剤が書かれているため間違いが起こりにくい．

チェックもなくなり，帰宅時間が早くなりました．

看護師たちへの検査や点滴などの指示出しも，従来カルテを直接渡さなければならなかったのが，今は電子カルテから印刷して出した指示書の記載を見れば，指示内容がカルテのときより見やすいため，簡単に指示内容が把握できるうえに，間違いがほぼなくなっています（図37）．

以前は血液検査や点滴指示のために紙カルテを直接看護師たちに渡していました．そのためもう一度カルテを書き直したいときなどに『あれ，あのカルテはどこに行ったのか？』と探すこともあり，不便を感じることが多々あ

りました.

　電子カルテ導入直後は当初思っていたのと大きく違い，うまく対応ができなかったため，私自身大パニックに陥りましたし，電子カルテ導入に伴う医院の大改革についてくることができなかった従業員が短期間に大量退職で『こんなことなら電子カルテを導入しなければ良かった…』と大きく後悔したこともありましたが，今振り返ると良い経験だったと思います（できれば経験したくなかったですが…）．

　——結論，
当医院では紙カルテを電子カルテへ変えたことは大成功でした！

　1日あたりの患者数が多い耳鼻咽喉科は電子カルテへの移行は困難といわれていますが，院長とスタッフに情熱と努力があれば問題ありません！
　電子カルテを"いずれ入れようかなあ，ちょっと興味があるなあ，入れたほうが効率が良いのかなあ"と思われた方はすぐに導入したほうが良いと思います．
　私自身もっと早く導入していたほうが良かったと今でも強く思います（電子カルテの機種選定をもう少し慎重にやればなお良かった）．
　電子カルテの値段や操作性に躊躇して，導入が遅れれば遅れるほど，紙カルテから電子カルテへ移す患者情報が多くなることになり後々大きな苦労を要します．
　今は周りの皆に合わせて様子を見て，後々ゆっくり検討して導入すれば良い…とあとまわしにしてすぐに導入しなければ，結局導入しないで終わってしまうか，たとえ導入したとしても苦労は今よりずっと大きくなります（夏休みの宿題と一緒です．笑）．
　電子カルテはなるべく早く導入して，導入時にたとえ苦労を伴うとしても早く慣れるように努力する．先々のことを考えるとこれが一番だと思います．「習うより慣れろ」です．
　電子カルテの大幅な性能アップや価格の下落を待ったとしても，おそらく，しばらくは極端な変化はありません．自分がある程度良いと思った機種を積

極的に導入するようにしましょう．
　いくら探しても待っても，自分やスタッフの皆が完全に満足できるものは，まず出てきません．

　今でも私自身，導入した電子カルテにはハードの問題などで，改善できない点があり，いくつかの大きな不満はあります．
　しかし，とりあえず実際に運用できていますし，医院のイノベーションに大きな役割を果たしました．医院経営を引退するその日まで電子カルテと過ごすことになるでしょう（時代に合わせ，メーカーはいろいろと変わっていくでしょうが．笑）．
　電子カルテに対し懐疑的に見る方や否定的な開業医の先生方がいまだ多くいます．
　ただ，実際に運用してみないと本当にダメかどうかはわかりませんし，運用してダメだと思っても，すぐに否定せず，いろいろ工夫してみないと電子カルテの真価はわかりません．
　電子カルテについて医療の世界では"1日の患者数が多い医院はダメ．シェーマが多い耳鼻咽喉科はダメ"といわれてきました．
　でも私はあまのじゃくなので，『本当にそうなのだろうか？　じゃあ，本当にダメなのかどうか，俺がやってやろうじゃないか！』と実際に導入・運用してみましたところ，なんとか成功することができました（まあ，人材と金額の損失は大きかったですが…）．
　このようにやってみなければわからないものなのです．世間の噂やネットでの書き込みだけではわからないのです．

　「あんなのダメだよ」とほとんど使っていないのに頭ごなしに全否定される開業医の先生方は少なくありませんが，どこのメーカーでも良いので，一度じっくり試用されてみてはいかがでしょう？　きっと考えが変わると思いますよ．
　もちろん試行錯誤をしていただく必要はあります．
　今回電子カルテを導入して思ったことは，やはりそのままではとても運用

できないということです．自分に合うようにある程度は時間をかけてカスタマイズすることが大事です．

電子カルテを導入したが，"ダメだった，使えない！"といった意見も聞きますが，"業者の言いなりで導入してしまったからではないかな？"とも思います．

よくよく考えれば当たり前なのですが，眼科や精神科などに特化した電子カルテを除くと，どの電子カルテも基本は内科向けなので，我々マイナー科はとくに自分に合うように，運用しながら育てていくことが大事です．

そう，電子カルテは子供と一緒で長く育てていくことが大事なのです．

まあ，本当は育てる必要がないような機種が欲しいのですが，現状では無理といえます（**とくに耳鼻咽喉科は**）．

電子カルテを導入して4年経過した当院でも，よく使う薬や検査のセットメニューの作成・変更のみならず，ダブルシュライバー制の導入，レセプトチェッカーのソフト導入検討など，常に運用を含めて改良を続けています．

2. 電子カルテ導入によるデメリットと注意点について

電子カルテのデメリットの一番はやはり価格です．私自身は電子カルテの最大のデメリットが価格だと思っています．さきにも書きましたが，当院でも1台あたりおよそ100万円ほどかかっています．

システム上，当然1台のみでは運営はとても無理なので，数台導入することとなり，結局どんなに安くとも300万～400万円はかかることとなります．

またデジタルレントゲンや画像ファイリングシステムなど他のシステムを組み込むとさらに導入費用がアップします．

なんだかんだで，いろいろと組み込むと500万円は軽く超えてしまうので，やはりこの金額には海より深いため息が出てしまいます…．

まあ，ソフトの開発費や電子カルテ導入前後のサポートなどを考えると，

第6章　電子カルテ導入後3年を経過して感じること

大手の電子カルテが高額なのはやはり致し方ないかもしれませんが，もう少し安くならないのかなと思います．

理想の価格はやはりダイナミクスです．

ダイナミクスの価格設定は本当に素晴らしい…．

最近ダイナミクスが開業医のなかで流行ってきていますが，当然ですね．だってどの他のメーカーよりずば抜けて安いですから．これぐらい安いうえ，さらにシステムが簡易になってPCが苦手な人でも扱えるようになり，サポートも完璧で，シェーマを描くことができるようになれば最高です．残念なことに今の段階では難しいようですので今後に期待したいと思います．

電子カルテはサポート代が高いことも問題です．サポート代も毎月かかるので，バカになりません．導入する電子カルテの台数が増えれば増えるほど，サポート料金は跳ね上がります．

すでに導入するときに十分な費用を取っているのに，その後も毎月何万円も要求してきます（おいおい）．

たとえ支払っても故障すれば，またそれはそれで別途請求されます．これは本当に腹が立つ話です（予約システムやデジタルレントゲンシステムなども同様）．

2つ目のデメリットは電子カルテとデジタルレントゲン，ファイリングシステムや予約システムとの連動がメーカーや機種の違いによっては不安定なことです．

最近の大手メーカーの電子カルテは他の大手デジタルレントゲンやファイリングシステムなどとの連動が改善されてきているとはいえ，いまだに電子カルテやその周辺機器の機種やメーカーによっては，連動の相性がずいぶん違います．

A社の電子カルテとB社のファイリングシステムはOK．C社のデジタルレントゲンとD社の予約システムはOK．しかし，A社の電子カルテとC社のデジタルレンゲンは相性が悪く，この組み合わせは結局ダメ…といった感じで，まるでパズルのようで電子カルテや周辺機器の選定時に非常に困ります．

本来全ての電子カルテがどのメーカーの周辺機器であっても，きちんと連動しなければいけないと思いますが，いろいろとメーカーや機種によって相性があり，現状ではうまくいきません．
　なかには開き直って，どのメーカーの電子カルテでも全く連動しない機種すらあります（販売価格を下げるため）．
　またそのことが電子カルテやデジタルレントゲンなどのパンフレットには連動する周辺機器についてはほとんど何も記載されておらず，学会会場のブースや医院に直接きていただいた営業マンの，
　「当社のシステムはE社さんの予約システムとは実績がありますが，F社さんのシステムについては前例がなくよくわかりません」
　などというコメントがよく聞かれ，困惑してしまいます．
　結局，あちこちのメーカーに自ら聞きまくり，自分である程度機種を絞り込まなければならないという，機種選定に大変時間がかかる面倒な状況が4年経った今でも続いております．
　自ら1つ1つ電子カルテや周辺機器を各社メーカーに電話したり，ネットでメールを使って問い合わせをしたり，さらに営業マンに直接会ったり，土日に行われるフェアに行ったりと，私たちが調べる作業には多くの時間を要します．多忙な開業医にとっては辛いことです．
　私はPCマニアでもメカマニアでもないですので，電子カルテや周辺機器は自宅の冷蔵庫や洗濯機と一緒で機器そのものには全く興味はありません．ですから電子カルテや連動する周辺機器が安くて，故障が少なく便利に使えればそれで良いのです．
　それなのにいろいろと長い時間をかけていろいろな電子機器の相性などを調べなくてはならないのは大変苦痛です（正直，ワイドテレビやオーディオを選ぶほうがはるかに楽しいです）．
　この作業がリースが切れる5年ごとのイベントになるかと思うとぞっとします．
　いろいろとしがらみや，ライバルメーカーとの駆け引きがあることは重々わかりますが，ユーザーにとって良い状況とはいえかねますので，どのメーカーのシステムを取り入れて連動させたほうが良いのか，きちっとしたガイ

第6章　電子カルテ導入後3年を経過して感じること

ドブックを作ったりして，我々医師が悩むことがないように，是非改善していただきたいですね．

　3つ目のデメリットはどのメーカーの電子カルテも内科・小児科向けの作りだということです．
　私が導入したBMLの電子カルテも思いっきり内科系もしくは患者さん1人に時間かけて診察できる医院向けの機種です（それを証拠にホームページ記載のユーザーに耳鼻咽喉科医や眼科医は掲載されておりません）．
　そのため導入当初はずいぶん悩み苦しみ，耳鼻咽喉科独特の手早いペースの診療に合わせるため，画像ファイリングやデジタルレントゲンなど他のシステムを組み合わせ，小型ペンタブレットPCの採用やシェーマを用いた処置や検査，処方薬の直接記入法などで乗り切らなければなりませんでした．
　他社の電子カルテもいくつか見てみましたが，ほぼ同様です．ただ，同じマイナーでも眼科の場合はニデック，コーワ，TOPKONなど眼科に特化した電子カルテシステムが存在するようです．うらやましい…（ただ，ユーザーが少ないためにやむを得ないのか，点数が高い眼科だから高額でも買ってもらえると強気なのかわかりませんが，メジャーな電子カルテ群よりちょいと高額のようです）．

　耳鼻咽喉科に特化した電子カルテはいまだに1台もありません．強いていえば，大手の電子カルテメーカーで比較的耳鼻咽喉科に向いているといえるのは，私が使用してみた感じではユヤマかラボテックぐらいでしょうか…．それでもまだまだですが．
　残念ながら現状では，メディコムもBMLもダイナミクスも耳鼻咽喉科には不向きで内科系開業医のための電子カルテといっても過言ではありません．
　そりゃー，開業医で一番多いのは確かに内科ですし，そのためには内科向けに作らなければならないのは理解できますが，ちょっと偏向がひどすぎます（ちなみに電子カルテユーザーの7，8割はどの電子カルテメーカーも内科だそうです．やはり電子カルテを開発・販売する際に内科は無

視できないかな…）．

　でも開業医は内科だけではありません．耳鼻咽喉科や眼科，皮膚科だっています．

　電子カルテがどの科にも最適な作りであれば文句ありませんが，内科・小児科には最適でその他の科には辛いのでは困ります．

　これも電子カルテが新規開業医では増えているけど，既存開業医では，いまひとつ普及しない大きな理由の1つでは？　と個人的に思います．

　現在当院の電子カルテでは1人の患者さんの情報を開くのに5秒前後，ひどいと10秒ぐらいかかります．ゆっくりとした診療を行う内科系は良いですが，短時間で多くの患者さんを診察しなければならない耳鼻咽喉科ではこの無駄な時間は命取りです．

　もっとサクサク動いて欲しいのです（最近はOSがWindows 7となり，CPUも性能が向上したため，いままでよりは早く動くようになりましたが，それでもいまひとつです）．

　とくにシェーマが増えれば増えるほど，その動きはスローとなっていきます（まるで敵機が一度にたくさん出たときの昔のシューティングゲームみたいです…）．

　また過去所見も大変見にくいです．iPadのページめくり機能のように簡単に過去が見えるようにして欲しいですね．他社の製品でも過去所見はやはり紙カルテに比べて圧倒的に見にくいです（私が確認した限りではNTTの電子カルテは見やすかった．メディコムもまあまあですね）．

　残念ながら電子カルテの現状の機能では，短時間に手早く診察する場合は紙カルテに軍配が上がります．

　当院では普段の診療で1時間あたりの診療ペースはやや急いで30人前後です．よって，現在の電子カルテの性能で大きな問題はありません．

　ただ，自分が紙カルテ時代にもっとも速く診療できたときは，最大で1時間に40人以上診ることができました（そのときの診療内容は問わないでください．笑）．

　しかし，私が死ぬほどがんばって構築した今の電子カルテシステムでも1時間で最大35人ぐらいが限界で，40人以上はおそらく不可能です．それは，

第6章　電子カルテ導入後3年を経過して感じること

電子カルテそのものの性能に限界があるからです（なお，1時間あたりの診察した患者数40人以上というのは私が紙カルテ時代の7年間診療したなかで1，2回しかありません）．

　患者さんの電子カルテを開くのに時間がかかり，また過去所見を見るのに時間がかかり…ここがネックです．逆にいえばここが改良できると全ての点で紙カルテを凌駕できると思います．

　普段から1時間に40人以上診ているスーパーマンのような方は電子カルテに変えると強い不満が出るかもしれません…．

　ソフトの種類の変更やその科，その医院に合うような周辺機器の用意・整備で内科系以外でも導入当初から我々が戸惑わないように十分対応できるようにしていただきですね．私たち医師からわざわざ考えて，提案する必要がないようにして欲しいものです．

　4つ目のデメリットは，これは大変重要なことです！　あまり知られていないのですが，一度あるメーカーの電子カルテを購入すると，もうそのメーカー以外の電子カルテには記録されたカルテ内の情報が移行できないため，その後もずううーっと，そのメーカーの電子カルテを使用しなければなりません！

　5年間使用してリースが終わり，

「ああ，このメーカーはサポートの対応も電子カルテの性能もイマイチだったな．今度は他のメーカーにしよう」

と思って，メーカーを変更しようとしても，電子カルテに記録された内容を移行したいのであれば，もう変更できませーん！！

　むかしむかし，マ○ダ地獄というのがありました．

　それはマ○ダ車を一度購入してしまうと，買い替えのときに他のメーカーのディーラーにマ○ダ車を持っていくと，下取り額がめちゃくちゃ安くなるため，下取りを高くしてくれるマ○ダのディーラーで，結局またマ○ダ車を買うことになるという負のスパイラルの伝説です（今はこの伝説はないのかな？）．

　ちょっと違いますが，要はこんな感じです．自分が使いたい他のメーカー

電子カルテ導入によるデメリットと注意点について

の電子カルテがそのあとに発売されても，もう変更は限りなく不可能に近いのです…．

一度あるメーカーの電子カルテを買ってしまうと，そのカルテに記録された患者さんの名前，生年月日などのいわゆる頭書きとよばれる患者さんの名前とカルテ番号は違うメーカーの電子カルテに移植できるようですが（ただし，メーカーによってはそれすらできないこともあります），カルテに記録した内容（シェーマ，処置や検査，薬の処方）は現状では，購入したのとは違うメーカーの電子カルテに移行することはできません．ひどい場合は同じメーカーでも電子カルテの機種が異なると移行できません（たとえば，セパレート型を使っていて，一体型に変更するときなど）．

もう一度購入してしまったそのメーカーの電子カルテを今後もずっと買い続けないと，いままで電子カルテに記録した内容が全てパアになってしまいます．

以前，電子カルテで倒産したメーカーがあり，そのユーザーさんはサポートもしてもらえなくなったうえ（一体型ですと，診療報酬改定のときは悲惨です），さらに電子カルテの内容も新しい電子カルテには移行できず，大変辛いめにあったとの話を聞いたことがあります．

まあ，旧電子カルテを隣に置いて，必要なときはそれを開きながら新しい電子カルテに患者さんの情報を入力していく方法もありますが，2台を同時に使用すると，1人当たりの診察時間が長くなって大変な苦労を要しそうでし，スペース的にも相当苦しくなります．メーカーはユーザーを囲い込みたいために，このように他のメーカーへの乗り換えが困難な意地悪な方式をとっていますが，医療の世界では患者さんの情報のやり取りや保存が大変重要なので，医療の発展にとって，これは良くないことです．

どのメーカーに変更しても，過去の電子カルテの内容がきちんと移行できるように，この問題に関しては，各電子カルテメーカーに対して，権力ある厚労省にがんばって改善指導してもらいたいですね．

5つ目のデメリットはやはり人の問題です．院長ががんばって，
「電子カルテ入れるぞー！」

第6章　電子カルテ導入後3年を経過して感じること

と気負っても，医院にとって大きなイノベーションとなりますので，モチベーションが低い従業員がついてくることができない可能性があります（マラソンしていて，振り返ると自分1人だけの状態）．

とくに昔のシステムに慣れてきってしまった古参従業員はおそらく相当嫌がります．

当院も導入の際についてくることができず，何人か辞めてしまいました（給与が安いことや人間関係のゴタゴタも原因ですが…）．

医療人として誇りをもち，スキルの高い人は問題ないのですが，他より時給が高いから…とか他に雇ってもらえないから…といった，単にお金目的でただ働いているだけの従業員が多い医院は電子カルテの導入は要注意です（あれっ？　ひょっとして当院がそうだったのか！　んああ…）．

もし導入するのであれば，導入するかなり前から少しずつ従業員に，

「電子カルテ入れると便利だよー．入れちゃおうかなー」

と診療中や診療後にさりげなく発言して，電子カルテの導入に対する心構えを徐々に作らせましょう．

導入が決定すれば，ネックとなりそうな従業員と十分対話して，メリットを説明し，納得してもらいましょう（デメリットにはあまり触れないようにしましょう．笑）．

大変めんどくさいことではありますが，**導入後もしっかり対話し，離職につながらないよう心のケアをしてください．**

もっとも，医師自身が電子カルテ導入に対する準備が不十分ですと，私のように従業員よりも院長が逆に参ってしまうこともありますので，ご注意ください（笑）．

紙カルテから電子カルテへの移行での注意点ですが，開業して何十年も経過した医院は紙カルテや検査の数が膨大なので，電子カルテへの紙カルテの情報の移行量が多くて大変です．電子カルテ化はあまりお勧めできません．

もし行うのであれば，現在通院中の方のみに移行をしぼって，過去に通院された方は紙カルテから電子カルテへ移行期に来院した場合のみ，その情報のみ移行する．あとの死蔵となったカルテは一定期間（最低5年以上）保存後は破棄する――とわりきったほうが良いでしょう．

開院してからの全てのカルテ情報を移行しようとすれば，それには大変な労力と時間，費用が必要ですし，それだけの労力を払っても実際の医院の運営上はあまり意味はないと思います．

　電子カルテの導入には医師だけではなく，スタッフにもかなりの情熱が必要となりますので，すでに経営が順調でしたら，あえてリスクを負って電子カルテの導入をする必要性はないと思います．

　私は一度挫折しかけましたが，「せっかく，これだけの犠牲（従業員の大量離職，高額の投資）を払ったんだ．絶対この電子カルテの導入を成功させるんだ！」と，かなりの気迫をもって電子カルテ化にあたりましたので，何とかうまくいきましたが，中途半端な気持ちですと，難しいかもしれません．

　また，医師が高齢だったり，スタッフに高齢な方が多い医院もメリットよりデメリットが大きくてあまりお勧めできません．

　電子カルテ操作を行う医師が，PCが好きな方や新しい物好きで好奇心旺盛な方でなければ，やはりやめたほうが良いと思います．

　スタッフが高齢ですと，心の底から院長や医院のことを考えているスタッフ（身内か，それとも愛人…でもなければフツーはそんな奇特なスタッフはいないと私は思います．まあ，私に人望がないだけなのかもしれませんが）——でなければ，導入を反対されてそれで終わりの可能性が高いです．

　電子カルテ導入のときに前記した「第2章　電子カルテ導入の様々な試行錯誤と成果　7．電子カルテを導入したら平均点数が下がってしまった！」のなかで経過を詳しく書きましたが，電子カルテが一体型の場合，レセコン機能のプログラムに欠陥があると，当院のように，全く気づかないうちに，請求もれが出てくる危険なケースもあります．当院では毎月チェックして平均点数の低下で気づきましたが，こちらから発見しなければいつまで気づかなかったのだろうか…と考えると恐ろしくなります（これは一体型電子カルテのみならず，レセコンのみでも起こる可能性が高い事象です）．

　通常はあり得ないことなのですが，不幸にして私は経験してしまったので，一体型の電子カルテ導入後は，皆さんもこのような点にも注意して，しばらくは電子カルテ導入前の前年同月のレセプトの点数と慎重に比較して，異常がないか，チェックをする必要性があります．

第6章　電子カルテ導入後3年を経過して感じること

たとえ電子カルテがセパレート型でもレセコンにプログラムミスがあると同様のことが起きますので，ご注意ください．

6つ目のデメリットですが，この世界（電子カルテなどの医療業界）では一世代，二世代前のPCやその周辺機器を使っていることが多いのもずいぶん問題です．

古い機種を売りつけるのであれば，もっと価格を安くして欲しいですね．
修理代が旧型なのに足下を見て？　高いのも納得できません．
当院ではなんとバックアップシステムがDATでした．診察終了後にデータを保存するのですが，かなり遅いです．1時間近くかけてメインサーバーがデータを保存しています．
一般的に使用されているPCより古いスペックの製品の場合は一言担当者に「これちょっと性能が古くない？」と確認したほうが良いですね（可能であれば交換してもらいましょう）．
私はメインサーバーのバックアップ用のDATを最初に見たときはこれは何かの間違いだと思いました（笑）．
電子カルテなど大事なデータを保存するのにDVDやハードディスクは故障が多く，安全性が低いので，DATを採用したとのやや苦しい言い訳を当時されていましたが，後に結局，バックアップシステムがミラーリングハードディスクに変更になったということは，倉庫でデッドストックになっていた，旧製品の在庫処分だった可能性があります．
これには今でもちょっと納得がいきません（ただし，DATの部分についてはいまだに全く故障がありません．デジタルレントゲンやファイリングシステム，予約システムのバックアップ用ハードディスクは4年前の導入から現在までの間に全ての機器で一度は故障して，取り替えています．ハードディスクは結構壊れやすいですね．ミラーリングのハードディスクは熱がこもりやすく，さらに壊れやすいようです．DVD形式の記録装置はさらにさらに輪をかけて壊れやすいです（怒）．やはりDATは遅いけど，記録装置としては優秀なのかもしれないですね…．だからといって，ペンタゴンやNASAで使用されているとも思えませんが）．

皆さんも電子カルテを導入するのであれば，電子カルテのPCのスペックが今のPCの世界で最新かどうかを確認してから契約しましょう．なるべく最新のスペックのもので契約し，導入しましょう．

直近で新型が出るのであればそれまでは待ったほうが良いでしょう（ただし，1年以上待つのであれば，紙カルテからの移行が逆に大変だったり，デジタルレントゲンなど他の機種との関係もややこしくなるかもしれないので，あまり待たずに購入したほうがかえって良いかもしれません）．

他のメーカーでも同様ですが，電子カルテやデジタルレントゲンなど周辺機器のPCの性能が，世間で一般的に使用されているPCより一世代，二世代古いものが堂々と使用されているケースが非常に多いため，『この野郎，医者相手なら古いものでも売れると高をくくっているな！』と私は当初思っていました．

しかしそれは大きな誤解でして，実は販売前に医療機器は厚労省に申請する必要があり，申請が通るにはかなりの時間がかかり，そのタイムラグでどうしても古くなってしまうようです．医療機器メーカーが悪意で古いシステムを販売している訳ではないようです．

ただし，外付けハードディスクなどが故障した場合，すでに世間では旧型なのに，倉庫で部品を保管する費用がかかってしまうとのおかしな理由で高価な請求をしてくる会社もあります．

『あえて言おう，カスであると！』

故障したものと同じ部品をソフマップやネットの価格コムなどで事前に価格を調べてから，業者に値段交渉をしましょう．

一般の販売価格より明らかに高い値段を提示された場合はきっちり，NO！　を突きつけましょう（そのときは自分で用意したほうが安く済みます）．

7つ目のデメリットですが，PC操作となりますので，目が大変疲れます．ドライアイを持病にもつ私は，時々辛いなと思うことは事実です．ヒアレインとマイティアを点眼しつつ，なんとか診療を行っております．

また，今は12.1インチの富士通の小さなペンタブPCなので，不自由は

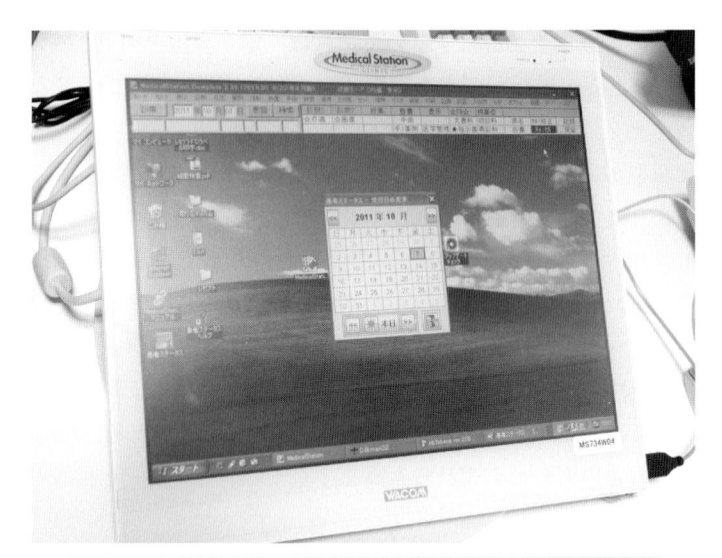

第6章 電子カルテ導入後3年を経過して感じること

図38 大きくて使いにくいワコムの15インチのペンタブ
当初導入してあまりの使いにくさに3カ月で使用廃止となった
ワコムの15インチのペンタブ．現在は代務医師が使用中．

感じなくなりましたが，電子カルテ導入当初はワコムのペンタブでした．
　画面が15インチとやや大きいため，シェーマを描くときに手の動作が大きくなり，時間もかかるし，肩や腕も痛くなりました．
　電子カルテの導入は，使用する医師の体に紙カルテ時代にはなかった余計な負担がかかる可能性があります．
　当初勧められたワコムのペンタブは画面を限界まで倒しても，斜めとなっていて，ぺったりと，机に対して平らにすることができないのも（図38），シェーマの描きにくさに拍車をかけます（紙カルテを書くときに，音楽家が楽譜を読むような斜めにわざわざすることは誰も行いません）．
　しかしなんと最近は15インチのペンタブでもまだ画面が小さいとの理由で，電子カルテではペンタブ15，17インチは廃止となり，最近は19インチ，22インチとだんだん大きくなってきています…．
　私が目指した方向とは真逆に進んでいます．
　患者さんに電子カルテを見せるには，画面が大きいほうが説得力があると

のことですが，こんな大きな画面に患者さんのシェーマを描いていては，時間もかかりますし，私たち医師の体への負担も増大します．患者数が多い耳鼻咽喉科ではシェーマを大きく描く分，診察時間が長くなり，結果患者さんの待ち時間が多くなり，結局患者さんにとってデメリットとなります．

　本当に患者さんのためになるのでしょうか？　はなはだ疑問です．

　私は電子カルテメーカーの自己満足だと思っています．

　（展示会や診療所に設置した場合，実際に電子カルテを使用しない他者から見ると，見栄えは良いですからね．まあいわば，住宅展示場のモデルハウスみたいなもんですね．モデルハウス——実際には不便で住めませんって！）

　最近の大画面の薄型テレビの影響なのか，電子カルテのペンタブのワイド化の傾向は本当にばかばかしい風潮だと思います．

　自宅のテレビがワイドになっていくことは，迫力ある映画が鑑賞できて良いことだと思いますが，電子カルテの画面を大きくしてどうするつもりでしょうか？　Blu-rayの映画ソフトを観ることはできないですし，ニンテンドー3Dも遊べませんぞ．

　医師は画家じゃないんですから，岡本太郎のごとく，腕を大きく動かし，まるでキャンバスに筆をふるうように電子カルテの大画面いっぱいにシェーマを描かせてどうするつもりでしょうか？　（日展に出品でもさせるつもりでしょうか？　笑）

　そもそも紙カルテのときはA4サイズの小さなスペースで，ちょこちょこと鼓膜や鼻腔のシェーマを記載していました．それがフツーの耳鼻咽喉科医師のスタイルです．美大生が持つ大きなスケッチブックのようなばかでかいカルテは存在しません（他科でもそんなカルテは使いません）．

　それがいきなりまるで四つ切り画用紙のような大画面にシェーマを描けというのは，無理がありすぎます（小学生の夏休みの宿題じゃないんですから，そんな大きな画面にシェーマは描けません…）．

　もちろん機種によっては設定の変更でシェーマのサイズを調整して小さくし，描き込むことはできます．しかしシェーマの部分を小さくできたとしても，その他の操作で，結局大画面いっぱいに腕を動かすはめになります．

第6章 電子カルテ導入後3年を経過して感じること

　いままでの私の発言で，ワコムの製品自体がダメだと言っていると誤解されるといけませんので申し上げますと，ワコムのペンタブは世界一素晴らしい製品です．実際にペンタブの分野では世界第1位で圧倒的なシェアです(高性能のため，最近の漫画家さんも作画の際にワコムのペンタブを愛用されている方が多いです)．

　文字やシェーマを描くときも，富士通のペンタブPCより綺麗に記録されます．

　実はワコムのペンタブはホームページを見るとちゃんと12.1インチのサイズもあります．

　さらに設置しても斜めとならず，ぺたんと紙カルテのように平たく置くことができるものもあります．

　しかも薄いです．

　電子カルテメーカーにはこの12.1インチもソフトを調整して，是非メディカル用に転用して欲しいですね．なぜどの電子カルテメーカーも，ワコムの19インチ以上の大型のペンタブだけにこだわるのでしょうか？

　現在の電子カルテのPCの規格に合っているのが15インチ以上で小さな画面に合わせるのが困難とのことですが，だったら合うように開発すれば良いだけです．でもどのメーカーもその気は全くないようです．

　その理由はどの電子カルテメーカーも内科系をメインに考えているからなのです(やっぱり…)．

　たしかに消化器や呼吸器などをシェーマに描く際は，大きく描く必要性がありますからね．

　しかも内科の先生方にも大型画面は患者アピールにもなるため，受けがいいようです．

　でも耳鼻咽喉科では，小さな鼓膜や鼻腔を通常の外来診療で，でっかく描く必要性はありません…(ope記事を若手にわかりやすいように指導医が描く場合は別ですが)．

　耳鼻咽喉科などマイナー科のことも電子カルテメーカーさんには考えて欲しいですね．

　顧客の多い内科をメインに考え，他科をほぼ切り捨てるやり方——選択と

集中──はドラッカー理論に基づいた，企業としては見事な戦略です．ただし，それをどの社も同じように行っていては昨今の牛丼屋戦争のように消耗するだけで，今の混戦から頭一つ抜きん出たり，シェアを大幅に逆転することはできませんぞ！

　ネットの世界で靴の販売はサイズ合わせが困難で商売が成り立たないといわれて誰も手をつけなかったのに，果敢に挑戦し，試行錯誤のうえ，結果的に靴のオンラインショップを大成功させ，一躍有名となったザッポスのトニー・シェイを少しは見習って欲しいものです（まあ，耳鼻咽喉科は市場規模が小さいため苦労のわりには利益が少ないので，なかなか電子カルテの開発に手は出せないでしょうが…）．

　少し話題がずれました．もとに戻します．
　ペンタブ画面を寝かせて操作すると，画面がテカテカ輝いているため，その画面に天井の蛍光灯が移り込み，大変眩しいという想定外の困った現象まで当院では発生しました（図39）．
　これもペンタブ画面が大きいことによる弊害です（ワコムのペンタブ15，17インチは画面がガラストップということも関係している．しかし19インチ以上では反射が抑えられる特殊画面となっている…でも眩しいよ）．
　当院では12.1インチの富士通のペンタブPCに変更したことで，この問題は無事解決できたのですが，他院でも同じように画面が眩しい事象が何件かあったようです．皆さん対応はそれぞれ異なり，反射防止のフィルムをペンタブ画面に貼ったり，ペンタブの位置を蛍光灯が映らない場所に移動させたり，蛍光灯そのものを外したり，移動させたりと対策をとってなんとか解決しているようです．
　当院では反射防止フィルムを使用したのですが，それでも画面に光が映り込んで，眩しかったです．フイルムはほとんど役に立ちません（ドブに捨てることになった1万円を返せ）．
　おまけにペンタブのペンの反応が弱くなります．フイルムの使用は全くお勧めできませんね．

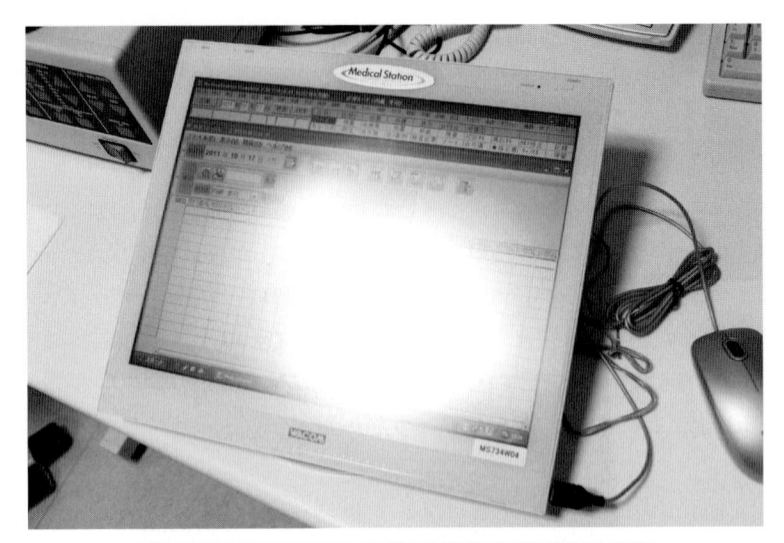

第6章　電子カルテ導入後3年を経過して感じること

図39　天井光が画面に反射するワコムのペンタブ
寝かせて使用すると，写真のように天井の明かりが画面に反射するため，眩しくて入力作業に支障が出る．

　ペンタブを寝かせて使用する場合で光が映り込む問題が発生するのであれば，やはり光が映り込まない場所にペンタブを移動させるか，ペンタブの移動ができないのであれば，蛍光灯を移動させるか，映り込む蛍光灯の一部を外すことが一番良いと思います．
　また，あきらめてペンタブを光が映らない角度まで立てて，使用するという方法もあります．しかし，ペンタブを立てると手首が変な角度になってシェーマなどが非常に描きにくいです（図40）．そのためスピード診療に不向きとなりますし，長時間書けば手首が大変疲れます．
　今後ペンタブのワイド化か進めば，このような蛍光灯（最近はLEDかな？）が画面に反射するという困った現象がますます増える可能性があります．
　上記2点のため，電子カルテのペンタブのワイド化について私は大反対です！　小さな画面も選択できるようにして欲しいものです．

　他の注意点ですが，びっくりするのが，**各電子カルテの営業マンは意外と**

電子カルテ導入によるデメリットと注意点について

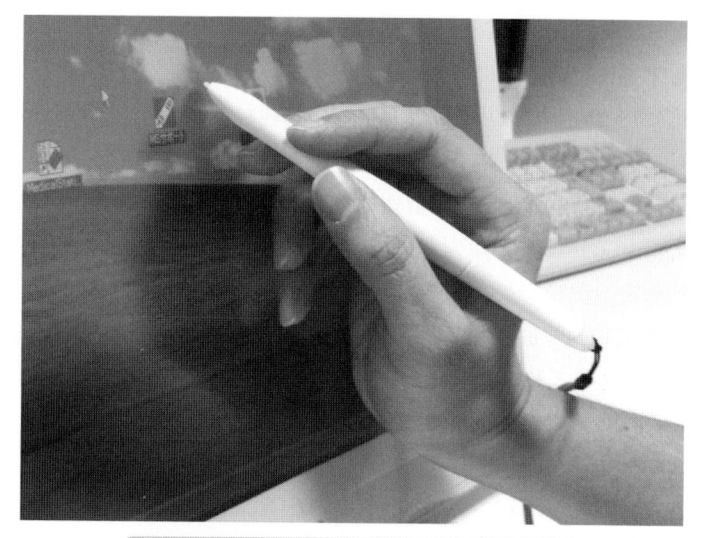

図40 画面を立てると書きにくいペンタブ

ワコムのペンタブをメーカーがすすめるように立てて使用すると，写真のように手首が変な角度になって非常に書きづらい．腱鞘炎になりそうです…．立てて書くことはスピード診療には向いていない．

他社製の電子カルテのことがよくわかっていないということです（知っていてもその情報は古い）．

　一般的な製品の場合，ライバル会社の製品の特徴を営業マンは熟知して，それを武器に営業をかけるものです．

　しかし，どうも会社からの戦略的情報提供ではなく，自分自身の経験や他社製品を検討している医師との会話で情報を得ているフシがあります．

　現在電子カルテの種類が多いこともありますし，種類によってはユーザーはごく少数で，そのうえすぐにバージョンが変わったり，医師でなければ電子カルテが購入できない点などの問題で，勉強不足というよりは，物理的に情報の入手が難しいようです．

　まあ，各電子カルテ会社の上層部は他社の電子カルテの情報はいろいろな手を使って（ヤバくてこれ以上は書けません），ある程度の正確な情報を得ていると思います（でなければ各社あんなに似通った機能の電子カルテが開発される訳がありません）．

口が裂けても真実は語られないでしょうが（笑）．

しかし末端までは正確に情報が行き渡っていない可能性が高いですね．まあ，正確に知っていても営業マンは自社に不利なことは一切言わないでしょう（笑）．

ですので，1人の営業マンの情報を鵜呑みにせずに，自分が検討する製品を使用している医師や，販売している営業マンに実際に聞いたりしないと誤った情報をつかむことになります．

電子カルテ製品の良し悪しはコンサルティング業者でもわかりませんし，ネットの情報もあてになりません．

大変面倒なことですが，電子カルテの正確な情報の入手はやっぱり自分で動くしかありません．

ずいぶん忌憚なく，思い切ってデメリットを書いてしまいました．各界から猛反発があるかもしれませんね（笑）．

電子カルテメーカーのホームページや，営業マンの話だけではわからない，経験者だけが書ける真実を力の限り書きました（電子カルテ経験者で熟知されている方にとっては，当たり前で，しょーもない内容もあるかと思いますが，電子カルテを導入するまで自分が知らなかったことや，知りたかったことがその後の経験によって判明したり，気づいたりしたこと，その全てを書いてみました）．

電子カルテには上記のようなデメリットや注意点がありますので，皆さんこれらのデメリットも考慮してからメーカーの選定や紙カルテの電子カルテ化を開始してください．

3. 今後の電子カルテへの要望

前ページまでに書いたこととずいぶん重なりますが，まずは値段をもっと安くして欲しい．1台で100万円ではなく，電子カルテシステム全部で100万円前後，高くても200万円にして欲しいですね（デジタルレントゲ

ンなど周辺機器を除く）．

　最近 BML がクオリスなる新型電子カルテを販売しましたがサポート料金も含め，従来の機種よりずいぶん安くなったようです（「これは価格破壊だ！」by 某ライバルメーカー営業マン）．

　注目の価格は 3 台で 240 万円（公式発表）．

　BML さん，大手メーカーとして結構がんばったと思いますが，まだまだ高いです．単純計算ですが，当院だと 6 台で 480 万円になります．

　サポート費用は 3 台で月々 38,000 円（1 台にあたりにすると 13,000 円．今までと何も変わりません）．

　うーん，これではまだまだ大幅な価格低下とはいえないです．ダイナミクスぐらい下げてくださいな（サポートを考えると，さすがにそれはちと無理があるか）．

　この価格破壊に電子カルテ最大手のメディコムさんが参入してさらに価格が低下することを期待しています．

　また，**PC の性能や操作性をもっと良くして欲しいですね**．なんか圧倒的に安い市販一般の機種より，なぜか性能が悪く感じられます…．医療機器としての申請の関係で市販が遅れるせいだからでしょうか？

　ペンタブで文字を書くと一応書けますが，ちょっと粗いです．ただでさえ自分の字が汚いので，今のままですと，さらに読みにくいです．導入したノート PC（富士通）の画面が小さいので，そうなってしまいますが，ペンの認識を良くして欲しいです．ただ，ワコム社製品はペンの記入に対する認識性能が良く，画面が大きい分，字やシェーマが比較的きれいに描けます．現在どの電子カルテメーカーもペンタブはワコムでしかも 19 インチ以上の大型画面なので，小型の画面（12.1 インチなど）も選択できるようにして欲しいです．

　ペンタブのペンの操作性自体も若干問題があり，手早い診療にはペン以外に結局マウスの併用が必要です．

　またスピード診療の際にペンで速く描いていると，時々 PC がフリーズしてしまいます．PC の処理能力に限界があるかもしれませんが，**再度の立ち**

上げに5，6分は診療が中断してしまうので，この点も何とかして欲しいですね．

　PCの反応が悪く，患者さんの電子カルテを開くときに時間がかかるのも困ります．

　最近も1人のカルテを開くのにどれくらい時間がかかるか最近測定してみましたが，なんとひどい場合は10秒前後かかります．

　遅すぎです．6人診察すれば，カルテを開くだけで1分以上かかる計算となります．スピード診療が必要な耳鼻咽喉科ではこの時間は不利です．

　この無駄な時間を埋めるために私は診療中，カルテを開いている10秒ほどの時間の間に『今日は調子はどーですか？』と患者さんの顔を見つつ（電子カルテを導入すると患者さんの顔を見ない傾向があるとのイメージを払拭するため），初再診でも再診でも使えるビミョーな挨拶をしながら診察を開始しています．

　患者さんに時々，「はあ？　今日は久しぶりの受診ですが…」と言われてしまいますが（苦笑）．

　どのメーカーの電子カルテも過去所見が見にくいのは診察時にすごーく困ります（NTTは比較的見やすい）．

　前述通りiPadのように指でさっとページが紙のようにめくれると，かなり良いと思います．そうすることで，過去所見もささっと紙のようにめくれて，短時間に過去所見が確認でき，大変便利になると思います．マウスでカチカチ過去所見を探すのは大変時間がかかるうえ，ストレスです．

　ただ，そのままページめくり機能を導入すると，Apple社から訴えられるかもしれない…（うーん，難しい問題です）．

　BMLさんはフォントや行間隔を変えてカルテの文字をもっと見やすいものにして欲しいです．今年（2011年）発売の新型クオリスはずいぶん文字が見やすいようですが，9月現在はまだ改良しながらの運用中．しかもなぜか内科，小児科，皮膚科向けで耳鼻咽喉科などの他科にはリリースしていません…（おーい，内科系だけでなく，耳鼻咽喉科にも注目してくれー！　頼むてー，お願いだてー！）．←思わず変な名古屋弁でお願いしてしまう

メディコム，ユヤマの一体型電子カルテは文字が見えやすくていいですね．
セパレートですとメディコムやNTTの電子カルテは字が見やすくてとても良いですね．
もちろん他にも良い製品がたくさんあると思いますが，たくさんありすぎて，電子カルテ評論家ではない私は，他の電子カルテのことはよくわかりません（申し訳ございません）．
まあ，電子カルテはいろいろと他にも良いものがあるということで（…お茶を濁してしまいます）．

セパレート型の電子カルテは一体型とは違い，レセコンも購入する必要があります．
セパレートですと電子カルテとレセコンの連動だけでなく，デジタルレントゲン，ファイリングシステム，電話予約システムとの連動性は一体型以上に相性の良し悪しがあります．
レセコンも必要なので総額で一体型より高価となるのも困ります．
この辺りがユーザーにとって困る点なので，電子カルテとレセコン両機種合わせても一体型と同じ価格になるように引き下げて欲しいですね．また，一体型，セパレート型問わず，**どの電子カルテメーカーさんも連動できるデジタルレントゲン，ファイリングシステム，予約システムの具体的な機種やメーカー名をパンフレットやホームページで○×△などの記号を用いて，しっかり教えていただきたいです．**
セパレート型の電子カルテの場合は"日医標準レセプトソフト「ORCA」とは連携できます！"と日医標準レセコンとの連動についてはホームページなどで教えていただけるケースが多いのですが，メディコムなど大手のメジャーなレセコンやデジタルレントゲンなどの周辺機器との連動性については沈黙のケースが多いです．

また，**各電子カルテや周辺機器の営業マンの言うことが人によって違いがあるのも困ります．**
たとえば，「当社の電子カルテではA社のデジタルレントゲンは連動でき

ません」と言っていたのに，A社の営業マンに実際に聞くと，「あれっ？B社さんの電子カルテは当社のデジタルレントゲンと連動できますよ」といったケースがありました…．これは解消して欲しいです．

　連動するシステムが別のメーカーになるとトラブルなどの際，それぞれのメーカーにいちいち別々に問い合わせしなくてはならないので，大変不便です．メンテナンスやサポート費用も高くなります．

　最近の家電はテレビだけでなくBlu-ray/DVDや音響システムなどAV機器を全て連動させるため1つのメーカーが全ての商品を販売しているのと同じように，できるのであれば，**電子カルテだけではなく，デジタルレントゲン，ファイリングシステム，予約システム，プリンター，スキャナーなどの周辺機器を自社で一括販売し，システム構築や導入後のサポートも一括で，しかも安価で行って欲しいですね．**

　現在は自分で各社に当たって自分で1つ1つ選ばなければならない状況です．これには大変な労力を伴いますし，素人判断ですので，システム構築がうまくいくかどうか不安です．一括で販売することができれば，電子カルテメーカーにとっても，ユーザーの抱え込みにもなって良いと思うのですが．

　シェア争いから一歩ぬきんでたいのであれば，この提案を実行されることをお勧めします．

　現在当院では採血などの検査結果がフロッピーディスクで送られてきます．最近になってラボテック以外にユヤマとファルコが組んでオンラインで検査結果を入手することができるようになりましたが，当院のようにまだ全てのメーカーで対応可能という訳ではないようです．

　BMLも新型の電子カルテは自社の検査センターであればオンラインで検査データの入手可能とのことですが，細菌検査に限ってはなぜか，どのメーカーもいまだオンラインどころか，フロッピーディスクでの検査結果の入手および電子カルテ画面上での表示は不可能です．

　細菌検査と感受性も紙での報告だけでなく，電子カルテ画面での表示ができれば，ペーパーレスにつながり，便利です．この点も是非改良して欲しいですね．

そして一番お願いしたいことが，

たとえ，他メーカーの電子カルテに変えても，過去のカルテ内容が全て移植できるようにして欲しい

ということです．これは切実なお願いです．

新規電子カルテ導入当初はメーカーも値引きなどいろいろとサービスもしてくれるでしょうが，一度購入してしまうと電子カルテに記録された内容が他のメーカーの電子カルテに移行ができないため，メーカー変更が困難となれば，「どーだ，カルテ内容が移せなければ他メーカーに変えられないだろう．嫌だったらいーんだよ，別に買ってくれなくても．でも困るのはあんただよ！」とばかりに買い替えの際に足下を見て，強気で高く売りつけられる可能性があります．これでは公正な価格競争とはならないのではないでしょうか？

最近は電子カルテのリース終了や機器の老朽化に伴う買い替えの開業医が増えてきましたが，現在使用している電子カルテの内容が移行できないから…との理由で同じメーカーを渋々選ばれた方も実際にいらっしゃいます．

これって変ですよね？

当医院は電子カルテに変える際，レセコン（メディコム）のデータを移そうと思いましたが，カルテ番号と名前や生年月日は移せたものの，処方や検査内容は移せませんでした．カルテ番号もなぜか100〜999番は前に100をつけて10万番台にする必要性がありました（使用していない1〜99番を除く）．

このせいで3Zのファイリングシステムに記録された100〜999番の患者さんのみがファイリングシステムと連動しなくなり，とても不便です（もっとも，上記番号の患者さんで今でも来院される方は，年に数名です…．みんな何処に行ったんだ？）．

来年電子カルテのリースが終わりますが，カルテ内容が他メーカーに移せないため，今のままですとたとえ嫌でもカルテ内容の移行を考慮すると再びBMLになってしまいます．

もし他メーカーでもっと使い勝手の良い機種が販売されたとしても，乗り

第6章　電子カルテ導入後3年を経過して感じること

換えが困難なのです（ショックです！）．

　幸い，クオリスといういままでの欠点（文字の見にくさ，反応の遅さ，値段の高さ）がほぼ解消された新型機種が出るようで一安心ですが，本当に過去のカルテ内容の全てが移行できるのか，小型ペンタブレットPCに搭載できるのか，現時点では未定で課題が多く，とっても不安です．ワコムのペンタブは使用できるようですが，なんと22インチだそうです…（おいおい）．

　乗り換えるとしたら，過去のカルテ所見の多くは無視して，新たな電子カルテに過去の重要な情報のみピックアップし，再び膨大な時間をかけて手作業で打ち込んでいくか（ひえー！　もう無理です!!），今使用しているノートPCを横において新しい電子カルテと併用する方式しかありません（うう，スペースがないし，2台同時にいちいち開くのは大変だ…）．

　これはまさにマ◯ダ地獄です．

　これには今でも納得がいきません！

　電子カルテメーカーの都合（ユーザー囲い込み？　ソフトの問題？）のために患者さんの過去のカルテ情報が各メーカーで共有できないのは由々しき問題です．

　最近のデジタルレントゲンシステムにはファイリング機能が搭載されています．すばらしいことです！

　ファイバーなどの動画記録は容量の関係で現在のところは困難ですが，いずれ可能になると思います．

　これ1台あればもうファイリングシステムは購入しなくとも良くなります．値段も200万円台とずいぶん安くなりました．

　私が5年前に導入したデジタルレントゲンと4年前に導入したファイリングシステムの合計費用は650万円超です（ああ…ちびまる子ちゃんのように思わず遠い目をしてしまう）．

　値段も運用上の便利さも，もう比較になりません．これは是非導入したい！

　――しかーし，ここにも罠が…．

　当院のファイリングシステムに記録してある内容をデジタルレントゲンの

ファイリングシステムに移植することは電子カルテと同様困難なのです！

（がーん！）

　この理不尽な原因は保存形式が違うからです．現在使用中のファイリングシステムは JPEG 方式（Joint Photographic Experts Group の略称．コンピュータなどで扱われる静止画像のデジタルデータを圧縮する方式の1つ）で，デジタルレントゲンのファイリングシステムの保存形式は DICOM 方式（Digital Imaging and COmmunication in Medicine の略称．医用画像の保存や通信に用いられている世界標準規格のこと）だからです．

　現在の科学力ではファイリングシステムから1つ1つ JPEG 画像を取り出して，DICOM に変換してからデジタルレントゲンのファイリングシステムに入力しなければなりません…（業者曰く，"一度で全部のデータの変換は無理"とのこと）．

　PC に疎い私ではこの作業は無理ですし，それ以前に何千，何万という保存してある JPEG データを全て新しいファイリングシステムに入れる作業に何時間かかるのでしょうか？　気が遠くなります．もう不可能というしかありません…．

　引き続き同じファイリングシステムを使い続けるか，とりあえず，従来のファイリングシステムと新規デジタルレントゲンのファイリングシステムを併用しつつ，5年後にわりきって従来のファイリングを離脱させる手しかありません（離脱させると6年以上前の一生懸命記録した全ての画像データはパアですが…）．

　上記のごとく，せっかく保存した画像データもメーカーが変わると移植が困難となる場合があります

　繰り返ししつこく書きますが，医療界の電子化を（現場を無視して）容赦なく進める厚労省には責任をもって，権力を行使してでも，**各電子カルテメーカーや周辺機器メーカーなどによびかけ，たとえ電子カルテや周辺機器のメーカーを途中変更しても過去のカルテ情報や画像データが全て問題なく新しい電子カルテやファイリングシステムに移せるように改善指導していただ**

きたいものです（診療報酬引き下げなど，開業医いじめばかりしていてはダメですぞ）．
　厚労省の誰かが本書を読んで，実行していただけると良いんですが…（無理か，さすがに読まんか）．

　要望の最後となりますが，電子カルテの具体性に欠ける販促用のチラシ——若い無名のモデル風の女性が意味なく表紙に出ていて，中を開いても電子カルテの外観の写真が多く，イメージばかりで詳しい使用法や本当の販売価格，周辺機器との連動など一番知りたいことがほとんど書いていない——ばかりでなく，今回私が書いたような導入時に参考となるマニュアル本もメーカー主導で出して欲しいですね（ここまで過激には書けないでしょうが．ああ，本書が参考にはならないと残酷なことはいわないでください！凹みます…）．

　本来，このようなことは電子カルテメーカー側がやるべきことですよ．
　要望もやや過激になってしまいましたが，全て実現が難しいこととはとても思えません．
　早期に全てがかなえられることを切に願います．

　そのときが電子カルテが本当に医師にとってなくてはならないものになる日となるでしょう（ちょっと大げさかな）．

REASON

第7章
代診医が当クリニックで
すぐに電子カルテを使える理由

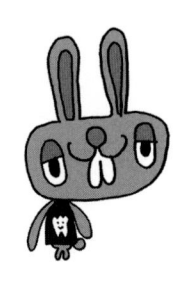

1. 電子カルテなのに2診体制が始まってしまった…

　電子カルテを導入したことが地域の患者さんたちにとって目新しかったのか，それとも他の要因があったのか，今でもよくわかりませんが，開業3年目以降やや停滞気味だった患者さんの来院数が電子カルテを導入した頃から，再び毎年少しずつですが増加してきました．
　そもそも電子カルテは『開業して5年経った．周りに開業医の先生も増えた．もうこれからは患者さんは増えるどころか減っていくに違いない．だからこそ今後（老後？）に備えて今，導入するのだ！』と固ーく決意して導入した経緯があるので，この現象には嬉しいというよりは驚きと戸惑いが出ました．

　電子カルテの操作性を克服して，使い勝手が良くなったとはいえ，正直なところ診療時間が長くなると，紙カルテに比べ，やはり目は疲れます．
　患者さんが増えればもともと体には自信がないほうなので，持病の首の痛みや腰痛がかなりこたえます．
　診療中に痛みで首が急に動かなくなったり，手足を動かすたびに，肩や腰がゴリゴリと音を立てます．
　もともと目はドライアイもあり，しょぼしょぼして診療時間の超過でさらに見えにくくなります．
　1人の患者さんの診療が終わるたびに「はあはあ」と肩で息をします．若い女性を診察しているときに「はあはあ」していると変態医師っぽいです…．
　シュライバー役の医療事務員も私の体の状態のことなど露知らず，おそら

第 7 章　代診医が当クリニックですぐに電子カルテを使える理由

く変な誤解をしているのでしょう，女性を「はあはあ」して診察している私に対して，眉間にしわを寄せて，女性特有のあのきっつい視線を送りながらキーボードでタンタンと入力しています．

　体力的にいよいよ，診療が辛くなってきました…．

『このままじゃお星様になっちゃうよー！』

　まだ多額の借金もあるし，幼い子供たちがいるので，過労死は困ります．「もう少し余裕をもって診療をしたら？」と周囲の勧めもあり，代務の先生にきていただいて，診療を手伝ってもらうことにしました．
　…で，とりあえず，医師の派遣会社に登録してみました．
　しかーし，フツーの開業医を手伝ってくれるような奇特な耳鼻咽喉科医はなかなかいません…（最近は耳鼻科医も減少してますしねえ．まあ，無理もないか）．
　予想通り応募が全くなかったので，派遣会社を通しての耳鼻咽喉科医師の獲得はさっさとあきらめ，以前の同僚で今は主婦の女医さん2人に直接応援を頼み込みました．
　私『もうダメだ…，僕はお星様になってしまう…』
　女医さん2人「はあ？」

　同僚の女医さん2人にこのままでは私はミイラのようにひからびて，お星様になってしまうと，『はあはあ』しながら切実に相談したところ，彼女たちに大変同情されて，優しい彼女たちはほぼ二つ返事で当院で代務診療を行うことを了承してくれました．

『ああ，君たちは女神さまだあー』

　と大喜びするも，しかーし，冷静に考えると当院は電子カルテです．
　しかも，導入の際に『自分1人が使えれば良いや』と自分以外の医師が使うことは想定していませんでした…．

しかも今回は私と代務医師が同時に診療を行う，いわゆる2診体制です．
どこに診療ユニットを入れるかも決まっていませんし，電子カルテも最低もう1台は追加導入が必要です．
それに電子スコープはどうするの？？　画像ファイリングなど他のシステムとの連動は？？？

（おいおい，せっかく医師が決まっても，ハードは何も決まってないじゃん！ひえー，また何も考えずに決めてしまったあ！！
全然，過去の失敗が生かされてないじゃん）

（どーするの，俺？）

2. これまでの経験がメリットに．
導入は簡単！　代診医の負担もなし！

ない知恵を絞りに絞り，2診体制に備えて，とりあえず相談室（隔離室兼補聴器相談のための小さな部屋）を第2診察室としました．ユニットはまとまった手持ち資金がないためリースとしました．
今はかなり小型の耳鼻咽喉科用ユニットがあり，スペースが最小限で済みます（幅も長さも1mありません）．
診察用の電動椅子は懇意にしている医療機器メーカーのY社長からとりあえず，レンタルさせていただきました．
もともと，今より細い電子スコープを近々購入（リース）予定だったので，これを機に電子スコープは新たに安く購入し，ユニットと同様にリースとしました．いままで使用していた電子スコープは第2診察室にまわしました．

問題は電子カルテです．新たに購入か…しかもペンタブが必要です．
しかーし，よくよく考えると当初導入したワコムのペンタブが余剰となって，置物になっていることを思い出したので，これを再整備後に復活，再使

第7章 代診医が当クリニックですぐに電子カルテを使える理由

用することとしました．

　ただし，そのままでは使用できないので，50万円ほど支払い，BMLのソフトとサーバーを追加購入して，ソフトをPCにインストール後，使用開始しました．

　第2診察室にも，シュライバー（書記）を配置するため，シュライバー用のキーボードとデスクトップの液晶モニターが必要です．

　ただ液晶モニターは新規に購入しなくても，ラッキーなことにソフトとサーバーを購入することで付いてきました．

　画像ファイリング用の液晶モニターは，やはり電子カルテ導入時に不要となり倉庫に死蔵していた，デジタルレントゲン用の液晶モニターを復活させ再使用としました（捨てなくて良かったー！）．

　キーボードは3年前に電子カルテシステムを導入したときのキーボードが2つほど余剰となっていたので，それを流用としました（これも捨てなくて良かったー！）．

　2診体制がうまくいかず，失敗したら怖い…とのネガティブな考えから，開業時のようになるべく初期投資は控えて，使えるものは全て使うケチケチ作戦でいきました．

　残る課題は，電子カルテとファイリングシステム，デジタルレントゲンや予約システムなど周辺機器との連動です．はたして1診と2診を同時に電子カルテと周辺機器を動かし，さらに連動させることなんてできるのか??

　でも，心配は不要でした．実はこれが意外と簡単にできました！

　電子カルテと画像ファイリングシステムの配線を少し増設しただけで，全て連動することができました（図41）．

　やはり電子カルテと周辺機器との相性が良いことは大変重要です．

　画像ファイリングシステムも2台目ということで安くしていただきました――が，それでもこれも手持ちが少ないため，リースとしました（情けないです）．

　なお，最初に導入した電子カルテと周辺機器のシステムは全てOSがWindows XPでしたが，3年半後の今回新規導入の電子カルテとファイリ

これまでの経験がメリットに．導入は簡単！　代診医の負担もなし！

MedicalStation-C 構成

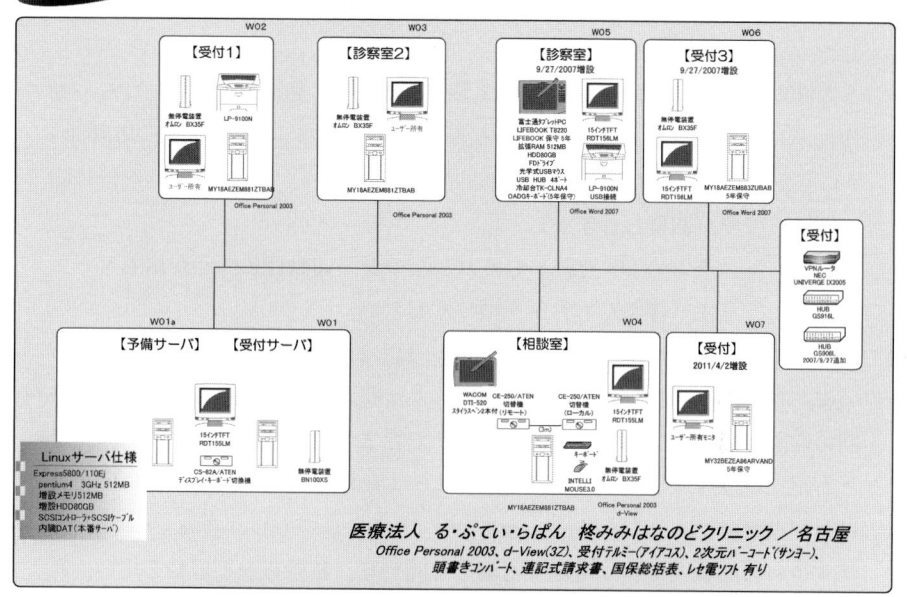

図41　2診体制が始まってからの電子カルテ構成図

ングシステムは全て OS が基本的には Windows 7 にバージョンアップしております．

　ただ，「今の当院の電子カルテシステムにそのまま OS7 を導入すると，なんと電子カルテシステムの動きが逆に遅くなるおそれがあるので OS7 の導入はやめたほうが良い」と，ややアンビリーバボーな助言を BML の担当 F 氏からいただきました．

　（同じ会社の OS なのに，なぜだあ！　ゲイツ！　謀ったな，ゲイツ！）

　思わず，ガルマ・ザビ（機動戦士ガンダムのジオン公国のイケメン貴公子．シャアに謀殺される）のような口調で吐き捨てます．
　さらに画像ファイリングシステムも XP にスペックダウンしたほうが導入

第7章　代診医が当クリニックですぐに電子カルテを使える理由

費を安くすませることができるため，両システムとも今回わざわざ OS を XP にスペックダウンさせました．結果的に低スペックにしたことは成功でした．

なぜならファイリングシステムは XP にスペックダウンしても，なんら動作に不具合を感じませんし，電子カルテシステムの一部の OS を Windows 7 にしたある医院さんはシステム不具合が生じたという恐ろしい話を後に聞いたからです（お察しします）．

どうもシステムの OS を統一しておかないと，連動性に問題が出るケースがあるようです．皆さんもお気をつけください．

電子カルテとファイリングシステムの設置は再び両社の担当者にきてもらいました．3年前から電子カルテシステムは問題なく稼働しているため，今回の増設は半日で設置・動作確認などができました．

ただ，電子カルテやファイリングシステムの配線工事のとき，壁に穴をあけねばなりません．だからといって，専門業者にきてもらうと高くつくので，知り合いの建築関係者に電話で対処法を聞いて，私自ら大工道具を用い，石膏ボードに穴をあけ，配線を行いました．カッターナイフやノミなどで意外と簡単に穴をあけることができましたが，さすがに見ためは悪いです….

なぜか新規電子カルテに取り付けた，一部マウスが動かないという想定外の不具合が生じましたが，これは USB の接続機器を交換することで解決しました．

天井の照明がワコムのペンタブ画面に映り込んで眩しい問題（ワコムの悪夢）が今回も当初発生しましたが，第2診察室の照明が小さいため，電子カルテの位置を少しずらすことで簡単に解決し，今回は問題とはなりませんでした．

デジタルレントゲン，予約システムに関しては両社に報告のみでとくに技術者に直接きていただいて，何かをするという必要性は全くありませんでした．

導入前の心配は杞憂に終わりました（ああ，良かったあ）．

さあ，ハードの問題はこれで終わりました．次は代務医師へのレクチャー

これまでの経験がメリットに．導入は簡単！　代診医の負担もなし！

です．代務先で電子カルテの経験がお二人にあるかどうか聞いてみました．
　最近はどの病院も電子カルテ化が進んでいるので，当然バリバリ使用していると思ったのですが，
　K医師「前に一，二度あるかなー？　でも全然操作がわからないから，看護師さんに全部やってもらってた」
　T医師「えー，私は全然扱ったことないよ」

　（うーむ…）(-д-;)

　ただ，もしお二人がたとえ電子カルテを全く操作した経験がなかったとしても，実は私自身はあまり心配していませんでした．
　なぜなら，紙カルテとほとんど同じ操作法をすでに自分で確立し，運用してきていたからです．医師とシュライバーの役割分担，電子カルテの画面レイアウトなどの細かい問題も3年半の間にすでに解決してノウハウは十分です．
　代務医師としていろいろな病院へ勤務されている先生なら，たとえ勤務先の病院が電子カルテを使っていなくとも，誰でも操作できるようになっています（…多分）．
　まあ，問題点をあげるとすれば，電子カルテに入力している薬品名がゾロだらけなので，勤務医の先生には薬品名がわかりにくい…といったことだけです．この問題は紙カルテであっても一緒なので，とくに電子カルテだから…と困ることは何もありません．
　しかし，わりと大きな病院でも当地域では電子カルテを導入していないところがまだまだ多いようですね．これは意外でした．調べてみると全国的にもいまだ中規模病院では1割しか普及してないようです．病院規模になると電子カルテの端末が増え，総額がすごい金額（おそらく億）になりますからね．今後の医療情勢を考えると積極的に導入したくともできない中規模病院の院長先生たちの気持ちは痛いほどよくわかります．
　事前に代務医師のお二人に電子カルテのレクチャーを行いましたが，1人15分程度の説明でご理解いただき，あとは画面に「こんなことまで書ける

第7章　代診医が当クリニックですぐに電子カルテを使える理由

よー．すごーい！」と皆で落書きして遊んで終わりました（笑）．

　実際に運用が始まっても初日から電子カルテの操作に関するトラブルは全くありませんでした．
　代務の医師のお二人には主に初診の患者さんを診ていただいています．
　クリアファイルに挟んだ患者さんが直接書いた問診票を見ながら，診察を開始し，処置やムンテラ終了後にお二人には，私と同じように，ペンタブのペンで紙カルテのように電子カルテの画面に，直接シェーマや所見を書いてもらっています（図42）．
　行った処置や検査項目に〇をつけ，処方内容も入力せず，画面に処方内容を直接書いてもらい，横にいるシュライバーがそれを見て，キーボードで入

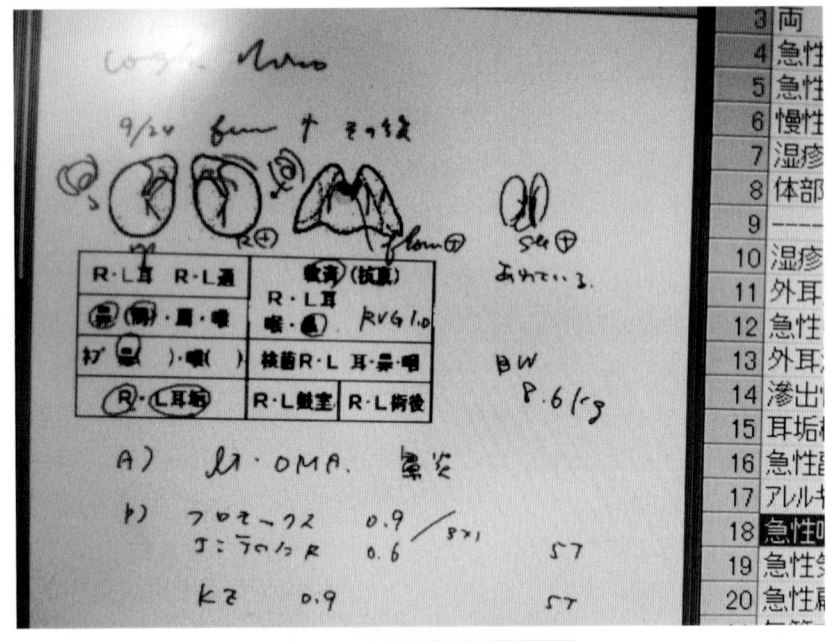

図42　代務医師の手書き画像

ワコムのペンタブは文字の認識能力が高く，また代務医師は字がきれいなため手書きでも写真のように非常にカルテが見やすい．しかし筆者のペンタブは画面が小さい分文字の認識が甘くなるうえ，字が達筆で第三者には見づらい．

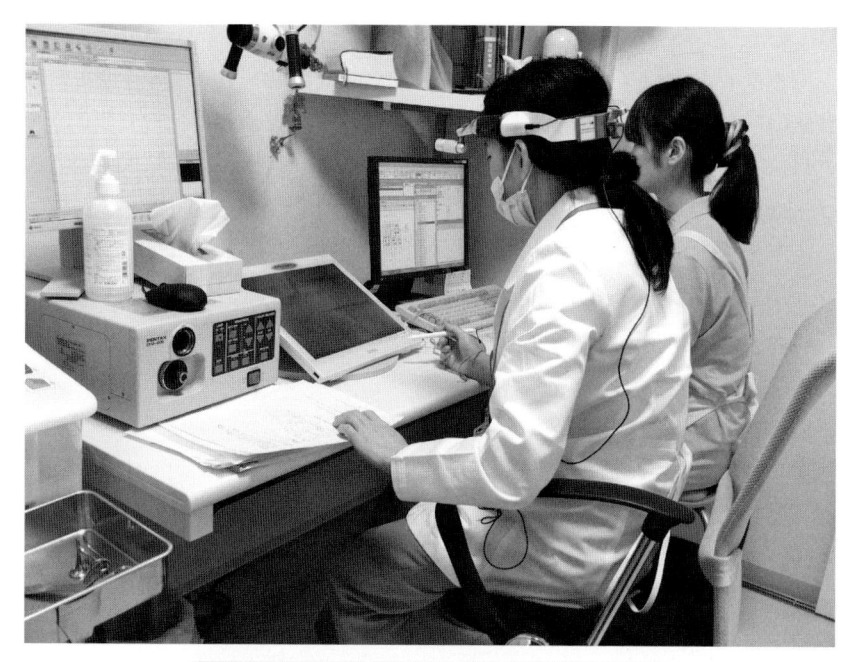

これまでの経験がメリットに．導入は簡単！　代診医の負担もなし！

図43　第2診察室の代務医師とシュライバー

代務医師が診察する際も横にシュライバーがついて◯をつけた処置や手書きした薬を入力する．これによりキーボード操作が全く必要なくなるので，代務医師でも負担なくカルテ記入ができる．

力を行っています（図43）．

　第2診察室では，シュライバー（書記）は医療補助も行っていますので，たとえ代務医師が◯をつけ忘れてしまった処置や検査項目もすぐに拾って入力しています．

　現在，代務医師は電子カルテに対し，全くストレスなく診療に専念することができています．
　現に電子カルテ操作に対する不満はほとんど出ていません．
　紙カルテと同じように電子カルテを扱うハイブリッド方式は代務医師にとっても診療スタイルが変わらず，戸惑いがない方式であることが証明され

第7章　代診医が当クリニックですぐに電子カルテを使える理由

ました．

　間もなくさらに2人の代務医師が勤務予定ですが，やはり電子カルテの経験はほとんどありません．しかし，今回も問題なく操作できるでしょう．

　自信はあります．そのために4年間，電子カルテと格闘してきたのですから（10月現在，予想通り問題なく操作できています！）．

　しかし4年以上電子カルテを使ってきて，苦労も大きかったですが，それ以上に得たものは大きかったですね．

　いろいろと教えてくれてありがとう，電子カルテ！
　そして，これからもよろしく！

《完》

エピローグ

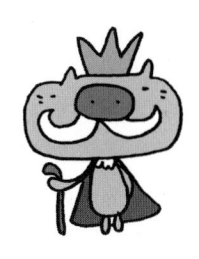

電子カルテに限界はない！

みなさん，最後までお付き合いいただきありがとうございました！
これで「ぼくカル」は終了です．
いかがだったでしょうか？
「ずいぶん軽い文章だな（怒）」とお怒りの方もいらっしゃるかと思いますが，医科専門書のような重厚な文章を書くことはもとより苦手ですので，開き直って，学会のあとや帰宅時の電車の中で読み切れるようにあえて軽く書いてみました（でも立ち読みでの読み切りはご容赦くださいね．笑）．
医師向けの専門書としてはきわめて異端ではありますが，電子カルテの導入を検討している方や導入はしたが行き詰まっている方に少しでもお役に立てば，心の底から嬉しく思います．

私は電子カルテの本，とくに開業医向けの本が全くなかったからという理由で本書を執筆したこともありますが，他に学会会場や大学病院内の書籍部に陳列してあるお堅ーい医科向けの本ばかりのなかで，立ち読みの際，「こいつ，馬鹿じゃね？」とクスッと笑えるような医科用の本を出してみたかった，ということもあります．
さらに他の目的としては，電子カルテの本をどんな形でもいいから，出版することで，電子カルテを使用している他のDr.たちが，「なんだ，こんな本で良いなら俺のほうが電子カルテでもっとすごいことできるし知識もある．文章だって比較にならないぐらい良い本が書けるぞ！」と自信をもっていただき，今後様々な電子カルテの本が出るためのきっかけになればということもあります．

エピローグ

　電子カルテの情報交換はネットの上での噂とか，同じ医局内の仲間内とか，地区医師会のなかとか実際のところ，それぐらいでして，悲しいことに現在の状況としては，詳しい情報を得る機会がほとんどありません．
　ダイナミクスは研究会があって本当に良いと思いますが，ただ，それはダイナミクスのユーザーとか購入を考えている方向けの会ですし，私のようにPCが苦手な人間には敷居が高いです．

　耳鼻咽喉科医会が時々，開業医のための電子カルテセミナーを開いてくれるのはとても良いのですが，そのために医院を休んだりして会が開かれる遠方まで行くことは，実際にはなかなか難しいことです（私は休んでがんばって参加しましたが．開業間もない方にはとくに困難だと思います）．
　各電子カルテメーカーが休日にフェアをよく開催していますが，そこに参加しても，その1社だけの電子カルテのことしかわかりませんし，短時間の操作ではメリット・デメリットはわかりにくいものです．しかも何十社とある全ての電子カルテメーカーの展示場に行くことは，はっきりいって無理です．
　学会会場も，たとえ総会であっても，せいぜい2，3社しか展示されていませんし，発表されている演題や講演を全く聞かずにずっと電子カルテを触ることは医師の性として難しいことして，結局短時間のちょこちょこ触りで，あとはパンフをもらっておしまいです．
　やはり，今のところは，開業医向けの電子カルテは圧倒的に正確な情報が少ないといえます．巷の噂だけで，ダメだと判断してしまったり，業者や仲間内の話だけで良いと判断し，購入して失敗したり…となってしまう可能性が高いと思います．
　そういったことを防ぐためにも，医学書や論文のように医師自らが執筆した様々な電子カルテのノウハウ本が今後，数多く出ることを本当に心待ちにしております（メディコム，ユヤマ，ダイナミクス，ラボテックなどの主要メーカーのユーザーの体験本など）．
　本の出版をはじめとして，様々な電子カルテの情報が集まることによって，電子カルテの様々な問題点が電子カルテのメーカー側ではなく，医師たちに

よって改善されて，現在業務上かなりの負担となっている電子カルテから我々医師が解放されて，そのことが診療にプラスとなり，ひいては医学の発展につながる…少し大げさではありますが，大学の研究室だけではなく，こんなアプローチによる別の医学の発展もありかな？　と思っています．

　私は家庭の問題で，若くして開業せざるを得なかったため，大学で研究し，医学の発展に寄与するという夢は断たれてしまいました．

　ですので，若い頃に自分が思い描いていた医療への貢献の方法とはずいぶん違ってはいますが，本書の執筆が今後の医療界の皆様のために少しでもお力になれたのであれば，それだけでも本当に嬉しく思います．

　今回初めて本を執筆致しましたが，こんな文章ではありますが，それでもずいぶんと苦労して書き上げました．執筆途中で，『こんなもの，出版して本当に大丈夫なのか？』とものすごい不安に襲われたり，深夜の執筆中，『こんな芸能人のブログのような稚拙な文章で誰が読むんじゃあ！』と突如，自分の文才のなさに何度も激しく落ち込んだりしました．そのために何か参考になる文章はないかとすがる思いでコンビニを徘徊し，ノウハウ本などを探しますが，横にある「賭博黙示録カイジ」とか「蒼天の拳　総集編」とかの廉価版コミックについつい手が伸びてしまい，結局ヒマな浪人生のように長時間読みふけり，『ああ，貴重な時間に俺は何やってんじゃあ！』と再度落ち込むという悪循環に陥ったこともたびたびありました．

　（今，執筆しているこの時間も午前3時過ぎです…）

　順調に執筆が進まず，精神的に追い込まれ，よくあるノウハウ本のように，ゴーストライターを使う手も一時考えましたが，ものすごい金額がかかるうえに，電子カルテ導入時に辛酸を舐めた苦労のニュアンスが微妙に伝わらないだろうと自己判断し，最後までなんとか書ききりました（期限をちょっと過ぎてしまいましたね．中外医学社の担当岩松様申し訳ございませんでした）．

　早いもので，電子カルテを導入してからもう4年以上月日が経ちました．その後，当時からあった各社の電子カルテのスペックやソフトはずいぶん改

エピローグ

良されて向上し，さらに全く新しい電子カルテも登場してきています．故スティーブ・ジョブズが開発している訳ではないので，さすがに近年中に劇的に使い勝手が良くなる革命的製品は現れないでしょうが，年々少しずつは良くなっていくと思われます（現に私が導入した頃よりも，今の製品群のほうがずいぶんと良くなっています．そのためどのメーカーも性能に差がなくなってきています）．

本書で吊るし上げた電子カルテの欠点がかなり改善された新型機種も現在発売されたようですし，画像ファイリングとレントゲンが一体となったデジタルレントゲンも発売されました．予約システムも当院が導入したものとほぼ同じ機能でありながら，さらに大幅に安い機種も出現しています．

電子カルテは，眼科，精神科などマイナー科に特化した製品が発売されてきてはいますが，なぜかいまだに耳鼻咽喉科に特化した電子カルテは発売されておりません．

しかし，そのうちニッチをねらって，奇特なメーカーが発売するかもしれませんね（笑）．

当院ではリースが終了する来年に備えて，今からがんばって再びいろいろと電子カルテや周辺機器を選ばないといけません．楽しい作業ではないので，本当はやりたくないのですが…（ちょっと，ブルーです）．

これからも電子カルテの性能の向上でもっともっと，我々医師の診療が楽になっていくでしょう．だって，既存開業医の電子カルテの導入率はたったの2割ですが，新規開業医の7割以上は電子カルテです．徐々に増えつつある，電子カルテを導入した開業医たちからのいろいろな要望に答えて現在でも少しずつ改良され，進化しています．どうも電子カルテに限界はないようです！

2011年8月某日——
アールエフ「センサーは2台必要ですが，医科用ソフトを使えば問題なく耳鼻科・歯科両科で使用できますし，近日発売予定の当社のCTも使用できます．また，導入費用も安くなります」

電子カルテに限界はない！

　私『ええっ？　NAOMI CT も使えるの？　それは良いねえ….でもパノラマ以外に耳鼻科用として副鼻腔は撮れるの？』
　アールエフ「その方向で現在開発中です．ちなみに当社のデジタルレントゲンは BML さんの電子カルテシステムとは現在連動できます」

　——ほうほうとコージは思わずうわずった声を出す．
　私『おお，そーなの！　それはすごい!!　ちょっとプランと見積り出してくれる？　検討してみるよ！　でも，当院は胸部レントゲンも口腔カセッテもあるけどどうなるの？』
　アールエフ「…えっ？　それですとセンサーは全部で4台となります…」
　私『…え？　4台？　じゃあ合計いくらになるの？？』
　アールエフ「…単純計算で 600 万円を超えてしまいます…」
　私『どっかーん！』←椅子ごとひっくり返る

　9月某日——
　おなじみ BML 担当 F 氏「先生がけちょんけちょんに言われました，弊社の電子カルテの弱点を克服した新型電子カルテ"クオリス"が遂に発売されました！」
　私『ふーん，そーなの．じゃあ，あの例の（見にくい）字は見やすくなったんだろうね？』
　F 氏「もちろんですとも！　これなら先生方にご満足いただけると自負しております．付箋機能もつきましたし，1台でなんと同時に3人まで電子カルテを開くことができます．それに3秒以内に患者さんのカルテを開くことができるように高速化しました．もう電子カルテの動作の遅さにイライラすることはありません！　いわば他社さんの電子カルテの良いとこ取りですっ!!」

　——ほうほうとコージは思わずうわずった声を出す．
　私『おお，そーなの！　それはすごい!!　ちょっとプランと見積もり出してくれる？　検討してみるよ！』

エピローグ

　F氏「価格はプレス発表で，なんと3台で240万円!!!　他社さんが泣いて嫌がる値段設定です．おかげで私ども社員の賃下げは必至ですっ!!（笑）」

　——ほうほうとうわずった声を出しながら，コージはさらに身を乗り出す．すごい情報に眼球と歯茎がせり出ている．
　私『素晴らしい….あっぱれな開発精神だ！　褒めてつかわそう!!（←何様？）ところで耳鼻科的に便利になった点は？』
　F氏「…え？　いえ，あの…実は内科と小児科と皮膚科限定でのリリースです….まだ開発途中なので…」
　私『どっかーん！』←椅子ごとひっくり返る

《To Be Continued》

あとがき

　本書を出版するにあたってお世話になった様々な方々に感謝の思いを述べたいと思います．

　まずは素晴らしい表紙絵の提供をしてくださった安彦良和先生ならびに角川書店のガンダムエース編集部の方々，ありがとうございます．子供の頃から今でも大好きな「機動戦士ガンダム―THE ORIGIN―」の絵を使用させていただくことができたのは夢のようです．この感動は言葉では言い表せません…．本当に本当にありがとうございました！

　次に電子カルテのノウハウ本を執筆する機会を与えてくださった中外医学社様，とくに担当者の岩松宏典様には大変お世話になりました．ほとんど不可能と思われた表紙絵に「機動戦士ガンダム―THE ORIGIN―」の使用許可まで取っていただき，敬服と感謝の思いがつきません．

　そして本書を執筆するための様々な情報や資料提供，企画案作成をしていただいた (株) クレドメディカル代表　志賀嘉典様ありがとうございました．

　最後出版間際にバタバタしたときにもずいぶんお力添えしていただきました．この場を借りて御礼申し上げます．

　当クリニック担当BMLの福田真様には4年以上にわたりお世話になりました．本書作成のためのBML電子カルテの詳細な資料をお忙しいなかご提供いただき大変感謝しております．福田様のおかげで電子カルテを克服することができました．今後ともよろしくお願い致します．

　当院で勤務していただいている加地美千子，角田早由里両先生にも御礼を申し上げたいと思います．お二人のおかげで電子カルテをさらに進化させることができました．

　また，ユヤマやダイナミクス，メディコムなどの電子カルテの情報や使用方法をお教えいただいた私が所属するスタディグループの先生方，その他本書の作成に関わった様々な方々ありがとうございました．

最後に「そんなの（本書）出したら，ネットでいっぱい悪口書かれちゃうよ．やめたほうが良いよ…」と心配し反対してもいざ出版が決定したら，夜遅くまで私が書いた原稿を読み，訂正箇所を指摘してくれた妻の由香，そして執筆を応援してくれた佳司とまりか，『ありがとう』

　　2012年1月

内藤孝司

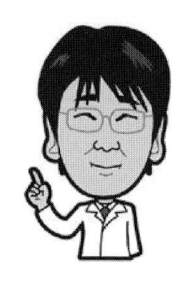

〈著者紹介〉
福岡市生まれ
医療法人る・ぷてぃ・らぱん理事長
柊クリニックグループ CEO
平成　5 年　3 月　　愛知医科大学卒業
平成　5 年　4 月　　西尾市民病院
平成 10 年　4 月　　名古屋大学医学部耳鼻咽喉科
平成 11 年　1 月　　東海市民病院
平成 11 年 10 月　　柊みみはなのどクリニック開院

標榜診療科目：耳鼻咽喉科，小児耳鼻咽喉科，
　　　　　　　気管食道科，アレルギー科
専門医：耳鼻咽喉科専門医
認定医：補聴器相談医

著書等：『グレートクリニックを創ろう！』（共著，2013 年）
　　　　『きらめきのクリニック女子！』（監修，2019 年）

ぼくが一番電子カルテをうまく使えるんだ！
～開業医のための導入ノウハウ～　　　　　ⓒ

発　行	2012 年　3 月 10 日	初版 1 刷
	2013 年　8 月 15 日	初版 2 刷
	2020 年　2 月　1 日	初版 3 刷

著　者　　内　藤　孝　司

発行者　　株式会社　　中外医学社
　　　　　代表取締役　青　木　　滋

　　　　　〒 162-0805　東京都新宿区矢来町 62
　　　　　電　　話　　(03) 3268-2701 (代)
　　　　　振替口座　　00190-1-98814 番

印刷・製本／三和印刷（株）　　＜ HI・SH ＞
ISBN978-4-498-06808-7　　　　Printed in Japan

JCOPY　＜(社)出版者著作権管理機構　委託出版物＞
本書の無断複製は著作権法上での例外を除き禁じられています．
複製される場合は，そのつど事前に，（社）出版者著作権管理機構（電話 03-5244-5088, FAX 03-5244-5089, e-mail: info@jcopy.or.jp）の許諾を得てください．